四方华文◎编著

新农村本草实用手册

XINNONGCUN BENCAO
SHIYONG SHOUCE

人民出版社

责任编辑:詹素娟

封面设计:肖　辉

图书在版编目(CIP)数据

新农村本草实用手册/四方华文 编著.

　－北京:人民出版社,2011.8

(新农村实用手册系列)

ISBN 978 － 7 － 01 － 010305 － 1

Ⅰ.①新…　Ⅱ.①四…　Ⅲ.①本草-手册

　Ⅳ.①R281.3-62

中国版本图书馆 CIP 数据核字(2011)第 197456 号

新农村本草实用手册

XINNONGCUN BENCAO SHIYONGSHOUCE

四方华文 编著

人民出版社 出版发行

(100706　北京朝阳门内大街 166 号)

北京集惠印刷有限责任公司印刷　新华书店经销

2011 年 8 月第 1 版　2011 年 8 月北京第 1 次印刷

开本:880 毫米×1230 毫米 1/32　印张:8

字数:230 千字

ISBN 978 － 7 － 01 － 010305 － 1　定价:20.00 元

邮购地址 100706　北京朝阳门内大街 166 号

人民东方图书销售中心　电话 (010)65250042　65289539

序　言

　　随着社会经济的发展，工业化、现代化、城镇化进程的不断加速，大自然与人类的距离却似乎越拉越远。于是，当农民朋友们向往和涌入大城市成为潮流之时，一股新风悄然兴起。越来越多的"城里人"走向农村，走向田地——农家菜、农家药膳、农家草药园日益受到人们的喜爱。

　　向野菜篮子要健康，向田间地头要财富。

　　本草，来自民间，走入殿堂。曾经的"地头杂草"改头换面，华丽转身之后，您还能认出它们吗？或许一些佶屈聱牙的本草文言让您一知半解，但是您总能在自己的地头发现一些它们的踪影。

　　"脚踩云烟背负囊，不分寒暑采药忙。"本草，一头连着田间，一头连着深奥的保健科学。

　　本书力求深入浅出、删繁就简，对常见常用本草、野生药用植物等进行系统整理，包括具有解表、清热、祛风、利水、渗湿、化湿、止咳、化痰、平喘、活血、止血、理气、补益、消食、温理、泻下、安神、驱虫相关的本草植物和部分药食同源植物，并对家庭常见疾病的偏方食疗进行了梳理，力争让农民朋友看得懂、学得会、用得上，既可用于家庭日常保健，也可扩大眼界，寻找发展生产、增加经济收益的机会。

　　传统本草知识博大精深，本书需要改进提高之处很多，诚请相关专家、学者和各位读者朋友批评指正。

李巾伟

2011 年 8 月

目　录

附　录

第*1*章
常用本草概述

　　我国作为世界文明古国,文明发展史绵延五千年不绝,民族人口繁衍昌盛,这其中传统本草的巨大支撑作用不可或缺。一直以来,传统本草对中华民族的疾病治防、保健养生作出了突出贡献,无疑是中华民族为全人类所贡献的最为璀璨的瑰宝之一。

　　"本草"一词始见于《汉书》,已有两千多年历史。之所以称为"本草",一是因中药以植物来源为主,正如《蜀本草》中所说:"云本草者,为诸药中草类最众也",同时也含有以草药治病为本的深意。我国古代记载药物的书籍多称为"本草"。

　　本草属于天然药物,大多来源于自然界,包括植物、动物和矿物。本草种类繁多,明代李时珍所编著的《本草纲目》一书中收集了1892种。据统计资料显示,目前使用的本草已达6000种以上。我国地大物博,本草资源极为丰富与广泛,药用植物多达11000多种,可以说是大自然赐予中华民族最珍贵的健康礼物。

　　采用本草,通过食疗药膳,防病治病,调养身体,是我国古已有之的疗法,其中唐朝的孙思邈及其弟子孟诜对食疗尤为推崇,而这两位医家更是以高寿著称于世。孙思邈是历史上著名的长寿者,终年101岁,孟诜享年93岁,他们的长寿,与重视食疗并且身体力行有密切关系。

　　在生物医药、反季节食品、基因工程技术等大行其道的今天,传统本草仍然以其纯天然、有效、毒副作用小等特点日益受到人们的重视,足以说明传统本草依然生机勃勃、裨益无穷。

　　在广大农村地区,很多野生本草简单易得,而大部分本草亦都进行了有效的广泛培植,更加突出体现本草"简、便、廉、验"的特点,也能满足人们对"天然、有效、毒副作用小"的要求。

【产地】

我国幅员辽阔,自然地理和气候条件多样,不同地区,由于水土、气候、日照、生物分布等的差异,各地本草的类别、产量和质量都有一定的特点。

来自传统产区,质量好、疗效高的称道地药材(或称地道药材)。如,东北的人参、细辛、五味子;河南的牛膝、地黄、山药;山东的阿胶;山西的党参;四川的黄连、川芎、附子、贝母;浙江的白芷、菊花、芍药;广东的陈皮、砂仁、藿香;云南的三七;宁夏的枸杞;甘肃的当归等,都是著名的道地药材。

目前,道地药材已经无法满足市场需求,人工本草栽培品越来越常见。很多地区抓住商机,看准行情,大力开发本草栽培种植,获得了较好的经济效益。

需要注意的是,由于农村信息相对闭塞,农民朋友在种植前一定要仔细调研药材市场行情,不要盲目种植、跟风种植,要充分认识种植本草与种植粮食在技术上的差距,在选苗、田间管理、防治病虫害、收获加工等各方面做好充分的准备,并从实际出发,合理安排人力、物力、资金、土地等条件,尽可能降低风险,稳步发展。

【采集】

由于本草在生长发育的不同阶段其化学成分的积累不同,且不同药用部位生长成熟期有明显的季节性,因此要掌握其不同的采收时节与方法。

全草类药,大多在植株充分生长、枝繁叶茂的花前期或刚开花时采收,需连根拔起全株,如蒲公英、车前草、马齿苋等。根据入药部位不同,有些需采集地上部分,如荆芥、薄荷;有些需采集茎叶,如忍冬藤等;有些需采集嫩苗或带叶花梢,如茵陈蒿、夏枯草等。

叶类药通常在花蕾将放或正盛开时采集,如大青叶、艾叶等。

花类药通常在花蕾或花期分次采摘,如金银花、菊花、旋覆花。

以花粉入药的须于花朵盛开时采收,如蒲黄。

果实和种子类药多数需要在果实成熟时采集,如茴香、牵牛子等。

根和根茎类药,古人以二月、八月采集为佳,具体根据要求而定。

树皮和根皮类药多数在春、夏时节植物生长旺盛的时候采集,如杜仲、厚朴等,具体根据要求而定。

【炮制】

炮制是药物在应用前或制成剂型以前进行必要的加工处理,古代称为炮炙、修治、修事等。药物的炮制繁难程度不一,有些只需晒干,有些炮制方法比较复杂,如熟地。

炮制的方法一般包括修治、水制、火制、水火共制和一些特殊制法。

修治包括挑、拣、簸、筛、刮、刷等纯净处理方法,捣、碾、镑、挫等粉碎处理方法以及切、铡等方法。

水制主要目的是清洁、软化药材,包括洗、淋、泡、漂、浸、润、水飞等。

火制是使用最为广泛的炮制方法,包括炒、炙、煅、煨、烘焙等。

水火共制包括蒸、煮、㵰、淬等。

此外,常用的一些特殊方法有制霜、发酵、发芽等。

【四气】

四气,又称四性,是根据药物作用于机体所发生的反应将药物区分为寒、热、温、凉四种不同的药性。

《神农本草经·序录》中记载:"疗寒以热药,疗热以寒药。"寒性或凉性药物一般能减轻或消除热证,多具有清热、泻火、凉血、解毒、攻下、滋阴等功效;温性或热性药物一般能减轻或消除寒证,多具有散寒、温里、行气、活血、补气、助阳等功效。

四种不同的药性在程度上又可以再区分,如大寒、微温等。除寒、热、温、凉之外,尚有平性药物,即寒、热、温、凉均不显著,作用平和。

【五味】

五味,是根据口尝和临床应用效果对药物分为辛、甘(淡)、酸(涩)、苦、咸五种不同的药味。《黄帝内经》最早归纳了五味的基本作用,即辛散、酸收、甘缓、苦坚、咸软。

辛,能散、能行。散,可解表散邪,多见于解表类本草。行,可行气活血,多见于理气类、活血类本草。

甘,能补、能和、能缓,多见于补益类本草;淡,能渗、能利,多见于利水渗湿类本草。

酸(涩),能收、能涩。多见于止咳类、收涩止汗类、止血类、止泻类、涩精止带类本草等。

苦,能燥、能泄。多见于燥湿类、清热类、泻下类本草等。

咸,能软、能下。多见于软坚散结类、泻下类本草等。

一般来讲,四气五味合参,可基本上说明药物的一般作用和性能,而对药物性能的全面了解和准确把握需要结合药物功效、配伍、临床应用等各方面。

【归经】

根据中医脏腑经络理论,人体心、肝、脾、肺、肾、大肠、小肠、胃、膀胱等脏腑都对应相应的经脉。如肝脏,就对应相应的肝经。

归经,则是前人根据经验总结某种药物在发挥作用时要对某一经或某几经起到明显的作用,据此对药物作用进行的定位,即表示药物的作用部位。如,艾叶归肝、脾、肾经,淡豆豉归肺、胃经等。需要注意,中医脏腑与现代医学解剖学器官意义不同。例如,"心之官则思",心主神志,其中的心,并非指现代医学解剖学的心脏。

【升降浮沉】

升降浮沉,是指本草在体内的作用趋向。升,是上升举陷,趋向于上;降,是下降平逆,趋向于下;浮,是发散向外,趋向于表;沉,是泄利向内,趋向于里。

本草的升降浮沉与四气五味有一定的相关性。一般而言,药性温热、药味辛甘的药物大多主升浮;药性寒凉、药味酸苦咸涩者,大多主沉降。

本草的升降浮沉与作用部位也有关系。一般认为,花、叶、皮、枝等质轻的药物大多主升浮;种子、果实、根茎等质重者大多主沉降。当然这也并非绝对,如旋覆花降气消痰、药性呈现沉降。

此外,药物炮制也可影响药物的升降浮沉。如酒炒则升,醋炒则收,姜汁炒则散,盐水炒则潜。

【功效】

从整体来讲,中医将疾病分为虚证、实证两大类,虚则补之,实则泻之。

本草的功效主要从临床实践应用出发,将药物对机体治疗与保健作用进行总结概括。(唐)陈藏器在《本草拾遗》中提出:"诸药有宣、通、补、泄、轻、重、涩、滑、燥、湿,此十种者,是药之大体。"

一般本草的功效从大类上可分为:解表类、清热类、祛风类、化湿类、泻下类、理气类、温里类、利水类、止血类、活血类、化痰止咳类、平肝息风类、安神类、开窍类、补益类、消食类、涌吐类等。

补益类可概括为补阴类、补阳类、补气类、补血类。

实邪多分为风、寒、暑、湿、燥、火(热)、食积、虫滞、痰饮、瘀血等。

【毒性】

通常来讲,本草给人的印象是毒副作用小。实际上,本草作为药用,其毒性大小要相对而言、分别对待。

古代本草著作中,已经将药物毒性分为大毒、有毒和小毒三级。

目前,大量的本草药理毒理研究表明,很多本草也具有程度不同的毒副作用以及导致过敏的反应,同时,毒性作用往往与用药剂量和用药时间密切相关。因此,非药食同源本草,剂量均不可过大,用药时间不可过久。

【十八反】

歌诀:"本草明言十八反,半蒌贝蔹芨攻乌,藻戟遂芫俱战草,诸参辛芍叛藜芦。"

含义:乌头反贝母、瓜蒌、半夏、白蔹、白芨;甘草反甘遂、大戟、海藻、芫花;藜芦反人参、苦参、沙参、丹参、玄参、细辛、芍药。

【十九畏】

歌诀:"硫磺原是火中精,朴硝一见便相争。水银莫与砒霜见,狼毒最怕密陀僧。巴豆性烈最为上,偏与牵牛不顺情。丁香莫与郁金见,牙硝难合京三棱。川乌草乌不顺犀,人参最怕五灵脂。官桂善能调冷气,若逢石脂便相欺。大凡修合看顺逆,炮爁炙煿莫相依。"

含义:硫磺畏朴硝,水银畏砒霜,狼毒畏密陀僧,巴豆畏牵牛,丁香畏郁金,牙硝畏三棱,川乌、草乌畏犀角,人参畏五灵脂,官桂畏赤石脂。

【辨证论治】

辨证论治是我国传统医学认识和治疗疾病的最基本原则与方法。辨证,是通过四诊合参,即望、闻、问、切,收集症状和体征,通过分析,根据中医理论判断疾病的原因、性质、部位、严重程度等;论治,即根据辩证的结果,确定相应的治疗方法。

【治未病】

《黄帝内经》中说:"圣人不治已病治未病,不治已乱治未乱,此之谓也。夫病已成而后药之,乱已成而后治之,譬犹渴而穿井,斗而铸锥,不亦晚乎。"意思是采取预防或治疗手段,防止疾病发生、发展,才是医学的最高境界。

"治未病"是中医治则学说的基本法则与核心理念之一。未病先防,积极采取保健防病措施,是远离疾病、延年益寿的最佳办法。其中,采用本草实施食疗,即是"治未病"的最有效措施之一。

【食疗药膳】

食疗又称食治,即利用食物来影响和作用于机体的功能,从而达到保健或防治疾病的一种方法。《医学衷中参西录》中说:"病人服之(食物),不但疗病,并可充饥;不但充饥,更可适口,用之对症,病自渐愈,即不对症,亦无他患。"也就是说,食疗是"养"、"治"并重的方法。

药膳是将本草与食物、调料等共同调配,采用一定的烹调技术而制成的膳食。根据药膳的形式和加工制作方法,可分为汁、羹、饭、饮、汤、剂、药茶、药酒、药粥、蜜膏、药糕、药饼、菜肴等。

第2章 解表类本草

一、紫苏

【别名】

桂荏、赤苏、香苏、白苏、回回苏等。

【来源】

为唇形科一年生草本植物紫苏的茎叶。夏秋采茎,大暑前后采叶,阴干,生用。

紫苏的成熟果实名为苏子,也是常用中药,生用或微炒,味辛、性温,归肺、大肠经,具有降气化痰、止咳平喘的功效,可用于痰壅气逆、咳嗽气喘;也可润肠通便,用于肠燥便秘。

【主产地】

野生或栽培品广泛分布于我国各地。原产中国,目前在印度、缅甸、日本、朝鲜、韩国、印度尼西亚和俄罗斯等其他国家有产。

【性味归经】

味辛、性温,归肺、脾经。

【主要功用】

发汗解表,用于风寒感冒,咳嗽痰多;行气宽中,用于脾胃气滞,胸闷呕吐。此外,紫苏尚可用于解鱼蟹毒。

【典籍摘录】

《本草纲目》:"行气宽中,清痰利肺,和血,温中,止痛,定喘,安胎。"

《滇南本草》:"发汗,解伤风头痛,消痰,定吼喘。"

《日华子本草》:"补中益气。治心腹胀满,止霍乱转筋,开胃下食,并(治)一切冷气,止脚气。"

【现代应用】

紫苏在我国种植应用约有近两千年的历史。

现代研究认为紫苏具有抗菌、抗病毒作用,并有抗氧化和止血作用。能扩张皮肤血管,刺激汗腺分泌,减少支气管分泌物,缓解支气管平滑肌痉挛。

目前,紫苏因其特有的活性物质及营养成分,成为一种备受世界关注的多用途植物,经济价值很高。紫苏相关的产品涉及食用油、药品、腌渍品、香料、化妆品等几十种。

【鲜品偏方】

1. 鲜紫苏叶绞汁,滴于干净的棉球上,塞鼻。

功效:治疗鼻出血。

2. 局部消毒,用干净的注射针头挑破疣体,将鲜紫苏叶洗净与食盐一起揉擦疣体15分钟,擦后可用敷料包扎,每日1次。

功效:治疗寻常疣。

【食疗应用】

1. 紫苏粥:粳米100克洗净,放入锅内,加清水适量,煮烂成粥;待粥熟前将紫苏叶15克择净清洗,切段,放入锅内,与粥同煮至熟,加入适量冰糖搅匀,食用。

功效:健胃解暑,适用于感冒咳嗽、胸闷不舒等病症。

2. 紫苏炒田螺:紫苏叶15克洗净、切碎,田螺200克(先用清水养3天,并需经常换水)洗净,将适量油入锅预热后放入紫苏、田螺爆炒,再放适量盐炒熟。

功效:清热去火,利尿。

3. 凉拌紫苏叶:将紫苏叶300克洗净,入沸水锅内焯透,捞出洗净,挤干水分,切段放盘内,加入精盐、味精、酱油、麻油,拌匀即成。

功效:适用于感冒风寒、恶寒发热、咳嗽、气喘、胸腹胀满等病症。

4. 紫苏茎叶 15 克,黄连 3 克,水煎服。

功效:缓解妊娠呕吐。

5. 紫苏叶 30 克,生姜 3 片,煎汤频饮。

功效:治疗食蟹中毒。

6. 紫苏茎叶适量,水煎泡洗患处。

功效:治疗阴囊湿疹。

【农家巧用】

1. 紫苏具有防腐作用,加工酱菜或民间晒酱时可加点紫苏去腥防腐。有研究发现用鲜紫苏叶包鱼、肉等易腐食物,将其置于室内通风处,常温下可保存 4—5 天。

2. 有研究称用紫苏可喂养保健猪,使用紫苏果实喂猪有助于食猪肉者预防和治疗高血压等疾病。

3. 采用紫苏、苏子及相关产品喂养鸡、猪等禽畜,可提高禽畜肉类品质。

4. 新鲜紫苏叶是农家乐常见菜品。

【使用注意】

气弱表虚者忌服。

有研究认为紫苏叶不可与鲤鱼同食。

《本草经疏》:"病属阴虚,因发寒热或恶寒及头痛者,慎毋投之,以病宜敛宜补故也。火升作呕者亦不宜。"

《本草通玄》:"久服泄人真气。"

二、薄荷

【别名】

野薄荷、夜息香、南薄荷、水薄荷、鱼香菜、水益母、接骨草、土薄荷,仁丹草,野仁丹草、见肿消、苏薄荷、蕃荷菜等。

【来源】

唇形科多年生草本植物薄荷的茎叶,鲜用或生用。

【主产地】

广泛分布于我国各地。以叶多而肥、色绿、无根、干燥、香气浓者为佳。

其中太仓薄荷产于江苏太仓,品质最优。苏薄荷产于江苏苏州、常熟、嘉定、南通等地,品质亦优。南薄荷主产于江西、江苏、浙江、安徽等南方各省。兴安薄荷主产于东北。

【性味归经】

味辛、性凉,归肺、肝经。

【主要功用】

疏风散热,用于风热感冒,温病初起;清利头目,用于头痛目赤,咽喉肿痛;透疹利咽,用于麻疹不透,风疹瘙痒;解郁疏肝,用于肝郁气滞,胸闷胁痛。此外,还可用于治疗夏天暑湿秽浊之气侵袭导致的腹痛吐泻痧胀等症。

【典籍摘录】

《本草纲目》:"薄荷,辛能发散,凉能清利,专于消风散热。故头痛,头风,眼目、咽喉、口齿诸病,小儿惊热,及瘰疬、疮疥为要药。"

《医林纂要》:"愈牙痛,已热嗽,解郁暑,止烦渴,止血痢,通小便。"

《日华子本草》:"治中风失音,吐痰。除贼风。疗心腹胀,下气、消宿食及头风等。"

【现代应用】

我国是薄荷油、薄荷脑的主要生产输出国之一。目前,薄荷在国内外均得到广泛使用。

现代研究认为本品具有抗菌消炎、抗病毒、抗癌、透皮等作用,并作用于神经系统。现多用于治流行性感冒、头疼、目赤、身热、咽喉、牙床肿痛等症。也可用于神经痛、皮肤瘙痒、皮疹和湿疹等。

本品还可用于提纯薄荷油、薄荷脑、薄荷香精等。

薄荷具有清凉解表,杀菌消炎的功效,常被化妆品企业用于生产清爽去油型化妆品、护肤品、牙膏等产品。

用薄荷提纯的香精可用作食品添加剂，具有芳香宜人的清凉气味，能够促进消化、增进食欲，主要用于糕点、糖果、饮料、口香糖等。

薄荷的提纯产品也常用作烟草矫味剂、日化加香杀菌剂、空气清新剂等。

现代研究报道称薄荷可用于防治家畜中暑、发热等。

【鲜品偏方】

1. 鲜薄荷 10 克，鲜芦根 60 克，洗净后切碎，共置保温杯中，用沸水冲泡，代茶频饮。

功效：治疗咽喉肿痛。

2. 鲜薄荷汁滴之或以干薄荷水煮，棉球蘸湿塞鼻。

功效：治疗鼻出血。

3. 鲜薄荷捣烂敷患处。

功效：治疗蚊虫叮咬。

4. 闭目，将新鲜干净的薄荷覆于眼部。

功效：缓解眼部疲劳。

【食疗应用】

1. 薄荷粥：鲜薄荷 30 克或干品 15 克，水煎取汁，之后加粳米 150 克煮烂成粥，加入少许冰糖调味，食用。

功效：清心怡神，疏风散热，增进食欲，帮助消化。

2. 薄荷豆腐：豆腐 2 块，鲜薄荷 50 克，鲜葱 3 条，加两碗水煎，煎至水减半，趁热食用。

功效：可治疗伤风鼻塞、打喷嚏、流鼻涕等症。

3. 薄荷鸡丝：鸡胸脯肉 150 克，切丝，加蛋清、淀粉、精盐拌匀待用。薄荷梗 150 克洗净，切段。锅中油烧至 5 成热，将拌好的鸡丝倒入过油。另起油锅，下葱姜末，加料酒、薄荷梗、鸡丝、盐、味精略炒，淋上花椒油即可。

功效：消火解暑。

4. 鲜薄荷鲫鱼汤：活鲫鱼 1 条，剖洗干净，葱白 1 根，生姜 1 片，鲜薄荷 20 克,加水煮熟,加盐、芝麻油适当调味,吃肉喝汤。

功效:治疗小儿久咳。

【农家巧用】

薄荷的根系在生长期间向土壤中分泌的物质有抑菌作用,对棉花的几种主要病虫害,如棉花枯萎病、立枯病和棉蚜等具有明显抑制作用,尤以对棉花枯萎病效果显著,可在棉花重病区实行薄荷棉花轮作。

【使用注意】

本品芳香辛散,发汗耗气,故体虚多汗、阴虚血燥、肝阳偏亢者不宜使用。

《药性论》:"新病瘥人勿食,令人虚汗不止。"

《本草从新》:"辛香伐气,多服损肺伤心,虚者远之。"

《千金方·食治》:"动消渴病。"

《本经逢原》:"多服久服,令人虚冷;阴虚发热,咳嗽自汗者勿施。"

三、桑叶

【别名】

铁扇子、家桑、荆桑、黄桑等。

【来源】

为桑科落叶乔本植物桑树的叶,生用或蜜炙用。霜桑叶又称冬霜叶,在冬季落霜后采集加工。

中药桑白皮为其根皮,甘,寒,归肺经,具有泻肺平喘、利水消肿等作用。泻肺清热宜生用,肺虚咳嗽宜蜜炙用。

果实桑葚既可入食,又可入药。中药桑葚味甘酸,性微寒,入心、肝、肾经,为滋补强壮、养心益智佳果。具有补血滋阴,生津止渴,润肠燥等功效。

中药桑枝为其枝茎,具有祛湿行水的功效。

【主产地】

栽培或野生品遍布全国大部分地区,尤以长江中下游及四川盆地常见。

【性味归经】

苦、甘,寒,归肺、肝经。

【主要功用】

疏风散热,用于风热感冒,头痛咳嗽;清燥润肺,用于肺热燥咳;平肝明目,用于目赤眩晕;止盗汗。

【典籍摘录】

《本草纲目》:"桑叶乃手、足阳明之药,治劳热咳嗽,明目长发,止消渴。"

《本草求真》:"清肺泻胃,凉血燥湿,祛风明目。"

《本经逢原》:"桑叶清肺胃,祛风明目。取经霜者煎汤,洗风眼下泪。同黑芝麻蜜丸久服,须发不白,不老延年。"

【现代应用】

根据现代药理研究,本品具有降血糖、降血脂、降血压、抗菌和抗病毒、抗衰老等多种药理活性,研究认为桑叶具有抗丝虫病、解痉、抗溃疡、改善肠功能、润肠通便及减肥作用。

【鲜品偏方】

1. 将鲜嫩桑叶洗净搓烂,用刚烧好的开水冲泡 10 分钟,取汁加入适量蜂蜜调匀后,慢慢含服。

功效:治疗咽炎。

2. 鲜桑叶 50 克,水煎分 3 次服,或取鲜桑叶适量,搞烂后敷于痤疮处,每日 30 分钟。

功效:治疗痤疮。

3. 炸桑叶:打蛋取蛋清,将蛋清打至发泡,加入适量淀粉、面粉、盐搅匀成蛋清面糊,将桑叶洗净擦干水分,裹面糊;起油锅,用小火炸至金黄色即可。

功效:清火去热,开胃。

4. 桑葚 30 克(鲜者 60 克)、糯米 60 克,煮粥,每日 1 剂。

功效:用于肝肾亏虚引起的头晕目眩、视力下降、耳鸣、腰膝酸软、须发早白及肠燥便秘等。

5. 鲜桑葚 60 克,桂圆肉 30 克,炖烂食,每日两次。

功效:用于贫血。

【食疗应用】

1. 桑叶药粥:桑叶 9 克,菊花 6 克,同煎水去渣取汁,加甜杏仁 9 克,粳米 60 克煮粥食用。

功效:治疗慢性鼻炎。

2. 桑叶茶:桑叶 10 克,洗净,开水冲泡,代茶饮。

功效:降低血糖、减肥清脂。

3. 地骨皮、桑白皮(炒)各 10 克,甘草 3 克,加水煎煮取汁之后,加粳米 50 克,煮烂成粥,食用。

功效:用于小儿上呼吸道感染或肺炎。

4. 桑白皮 30 克,五倍子 15 克,青葙子 60 克,水煎取汁,外洗。

功效:用于少白头。

5. 桑枝、桑叶、茺蔚子各 15 克,加水 1000 毫升,煎至 600 毫升。临睡前洗脚 30—40 分钟。

功效:用于高血压。

6. 老桑枝 60 克洗净,稍浸泡、母鸡(约 500 克)1 只除毛及内脏等洗净,放入砂锅,加生姜 3 片,清水 2500 毫升(约 10 碗水量),先用大火煮开,后改小火煮两小时左右,加入适量食盐调味食用。

功效:用于老年性关节炎、风湿性关节炎、腰肌劳损等的食疗。

7. 桑葚 15 克,红花 3 克,鸡血藤 12 克,加黄酒和水煎服,一日两次。

功效:治疗闭经。

8. 桑叶生姜水:桑叶 10 克,茶叶 8 克,生姜 10 片,红糖 15 克。水煎,日服两次。

功效:治疗伤风咳嗽。

【农家巧用】

中国是栽桑养蚕最早的国家,桑作为传统经济作物,深受农家喜爱。桑叶既是蚕的饲料,也是重要的中草药来源。桑树的叶、果、茎枝和根皮均可入药。木材可制器具,枝条可编箩筐,桑皮还可作造纸原料,桑葚可供食用、酿酒、榨汁、做膏等。

一些农村有"前不栽桑,后不栽柳"这一俗信,是人的一种求吉心理,也是一种迷信说法,实际上我国古代常在屋旁栽种桑树和梓树,因此后人才用"桑梓"比喻故乡。

四、菊花

【别名】

甘菊花、白菊花、黄甘菊、药菊、白茶菊、茶菊、怀菊花、滁菊、亳菊、杭菊、贡菊等。

【来源】

为菊科多年生草本植物菊的头状花序,生用。在 9—11 月花盛开时采收,阴干、焙干,或熏、蒸后晒干,按产地和加工方法的不同可分亳菊、杭菊、滁菊、贡菊等。

菊花叶味辛、甘,性平,可清肝明目、解毒消肿。

菊花苗为菊的幼嫩茎叶,甘、微苦,凉,具有清肝明目的功效。

菊花与野菊花不同,药性、毒性等各方面有很大区别,野菊花有微毒,可引起食欲不振、上吐下泻等。

一般疏散风热宜用黄菊花,平肝明目多用白菊花,清热解毒多用野菊花。

【主产地】

我国大部分地区有栽培。以安徽、浙江、河南、河北、四川等地主产。其中安徽出产亳菊、滁菊、贡菊等,浙江出产杭菊、德菊,河南出产怀菊,四川出产川菊,河北出产祁菊,都有很高的药用价值。

【性味归经】

辛、甘、苦,微寒,归肺、肝经。

【主要功用】

疏风散热,用于风热感冒,头痛发热;清热解毒,用于疔疮肿毒;平肝明目,用于目暗、目眩,目赤肿痛。

【典籍摘录】

《神农本草经》:"味苦平。主诸风,头眩,肿痛,目欲脱,泪出;皮肤死肌,恶风湿痹。久服利血气,轻身耐老,延年。"

《本草衍义补遗》:"菊花,能补阴,须味甘者,若山野苦者勿用,大伤胃气。"

《本草新编》:"甘菊花,气味轻清,功亦甚缓,必宜久服始效,不可责以近功,惟目痛骤用之,成功甚速,余则俱于缓始能取效也。"

【现代应用】

现代研究认为本品具有抗菌、抗病毒作用,可增强毛细血管抵抗力,降血压。

菊花是我国十大名花之一,即可入药,又可食疗,也可观赏。以菊花为原料,可以制作多种菜肴、食品,如菊花糕、菊花酒等,而菊花茶则是老少皆宜的茶饮品。菊花也可制成菊花枕、菊花护膝等保健产品销售。现代科学已能提取菊花中的有效成分,制成菊花晶、菊花可乐等饮品。

【鲜品偏方】

菊花膏:以鲜菊花加水煎熬,滤取药汁并浓缩,兑入炼好的蜂蜜,制成膏剂服用。

功效:养肝明目。

【食疗应用】

1. 菊花山楂茶:取菊花、山楂干、金银花各等量,开水冲泡,代茶饮。

功效:降脂、降压、明目。

2. 菊花酒:用糯米、酒曲酿制米酒过程中加入适量菊花而成。

功效:养肝、明目、健脑。

3. 菊花粥:粳米100克淘净放入锅内,加适量清水,煮沸后用文火煮至半熟,干菊花去蒂15克磨成细末,加入粥中继续煮至米烂成粥即可。

功效:疏散风热、平肝清火,可用于高血压、冠心病等。

4. 菊花炒肉丝:鲜菊花50克,去蒂撕成花瓣,洗净;猪瘦肉300克,洗净切成细丝,鸡蛋1个去黄,水豆粉等调料兑成汁。起油锅,待油热时放入肉丝,再把兑好的汁搅匀倒入锅中,先翻炒几下,接着放入菊花,翻炒均匀,熟即起锅食用。

功效:养肝血、美容明目。

【使用注意】

《本草汇言》:"气虚胃寒,食少泄泻之病,宜少用之。"

附:野菊花

为菊科植物野菊、北野菊或岩香菊的头状花序。性微寒,味苦、辛。归肺、肝经。可清热解毒、疏风平肝。主治疔疮、痈疽、丹毒、湿疹、皮炎、风热感冒、咽喉肿痛等。现在多用于防治感冒、上呼吸道感染,治疗宫颈炎、痈毒疖肿,也可用于治疗高血压。

脾胃虚寒者忌用,孕妇慎用。

野菊花的近缘植物菊花脑是民间常用野菜,一般分小叶菊花脑和大叶菊花脑两种,以大叶者品质为佳。且有清热解毒,调中开胃,降血压等功效,是一种很有开发前景的野生蔬菜。

五、柴胡

【别名】

茈胡、地薰、山菜、茹草、柴草等。

【来源】

伞形科多年生草本植物柴胡(北柴胡)和狭叶柴胡(南柴胡)的

根或全草。生用或醋炙用。

【主产地】

原产中国东北、华北、西北、华东各地。朝鲜、日本、苏联也有分布。按性状不同,分别习称北柴胡及南柴胡。北柴胡主要分布于东北、华北、西北、华东和华中地区;狭叶柴胡(南柴胡)分布于东北、华北及陕西、甘肃、山东、江苏、安徽、广西等地。

【性味归经】

苦、辛,微寒,归肝、胆经。

【主要功用】

和解退热,用于寒热往来,外感发热;解郁疏肝,用于肝郁气滞,胸胁胀满;升阳举陷,用于气虚下陷,久泻导致的脱肛。有研究认为北柴胡清热解表作用更强,南柴胡更长于解郁疏肝。

【典籍摘录】

《本草经疏》:"柴胡,为少阳经表药。主心腹肠胃中结气,饮食积聚,寒热邪气,推陈致新,除伤寒心下烦热者,足少阳胆也。"

《本草备要》:"柴胡,外感生用,内伤升气酒炒用根,中行下降用梢,有汗咳者蜜水炒。"

《本经逢原》:"柴胡,小儿五疳羸热,诸疟寒热,咸宜用之。"

【现代应用】

现代研究认为本品具有解热、镇静、镇痛、镇咳、保肝、利胆、降血脂作用,还具有抗炎、抗病毒作用,可促进机体免疫功能,抗辐射损伤。

【食疗应用】

1. 柴胡粥:柴胡 10 克择净清洗,加清水适量水煎,取汁去渣,加入粳米 100 克再煮,至米烂粥熟即可。每天 1—2 次,连吃 3—5 天。

功效:用于肝郁气滞导致的胸胁乳房胀痛、月经不调、痛经等。

2. 决明子 20 克,柴胡 15 克,菊花 15 克,加适量水煎,去渣取汁,之后加粳米 100 克煮烂成粥食用。

功效:对肝阳上亢、肝郁化火并伴大便秘结、小便黄赤等症的高血压有辅助降压作用。

【使用注意】

柴胡性升散,若真阴亏损,肝阳上亢,肝风内动,阴虚火旺及气机上逆者忌用或慎用。恶皂荚。畏女菀、藜芦。

《医学入门》:"元气下绝,阴火多汗者,误服必死。"

《本草经疏》:"病人虚而气升者忌之,呕吐及阴虚火炽炎上者,法所同忌。疟非少阳经者勿食。"

大叶柴胡的干燥根茎,表面密生环节,有毒,不可错当柴胡用。

六、葛根

【别名】

干葛、粉葛等。

【来源】

为豆科多年生落叶藤本植物野葛或甘葛藤的根,生用或煨用。退热生津宜生用,升阳止泻宜煨用。

葛根未开放的花蕾名葛花,有解酒醒脾的作用。

【主产地】

野生或栽培品分布于全国大部分地区。

【性味归经】

甘、辛,凉,归脾、胃经。

【主要功用】

解肌退热,用于外感表证;透发麻疹,用治麻疹不透;升阳止泻,用于脾虚泄泻;生津止渴,用于热病口渴,阴虚消渴。

【典籍摘录】

《本草纲目》:"主治消渴、身大热、呕吐、诸痹,起阴气,解诸毒。"

《日华子本草》:"治胸膈热,心烦闷热狂,止血痢,通小肠,排脓破血,敷蛇虫啮。"

【现代应用】

葛根能扩张血管,增加血流量;可降低心肌耗氧量,增加心肌氧供应;能降低血压;可抑制血小板聚集;具有解热作用,并有轻微降血糖作用。用于治疗高血压、冠心病、心绞痛、眼底病、早期突发性耳聋等。

现代研究发现本品具有益智作用。常食葛粉能增强体质,提高机体免疫力。葛根黄酮具有防癌抗癌和雌激素样作用,对更年期妇女具有较好的保健养颜功效。

【食疗应用】

1. 葛根粉粥:粟米 300 克清水浸一晚,与葛粉 200 克同拌均匀,加适量清水煮至米烂粥成即可。

功效:高血压、糖尿病、腹泻患者食疗。

2. 桂花葛粉羹:先用凉开水适量调葛粉 50 克,再用沸水冲化葛粉,加入桂花糖 5 克调拌均匀即成。

功效:发热、口渴、心烦、口舌溃疡等症食疗。

3. 葛花粥:葛花 10 克择净清洗后加清水适量,水煎取汁,弃去渣滓,加粳米 100 克煮粥,至米烂粥成即可。

功效:解酒醉呕吐、伤津口渴及消渴等。

4. 葛根香菜汤:葛根 10 克,鲜香菜 10 克,水煎服,早晚各 1 次,每次服 50 毫升。

功效:对治疗高血压有辅助疗效。

【农家巧用】

葛原产中国,种植历史源远流长,应用十分广泛,食用价值也很高。初春可采葛的嫩茎、嫩叶炒食或做汤食用。晚秋到早春期间可采挖块根,洗去泥土,舂碎,在冷水中揉洗,除去渣滓做成淀粉,煮吃或制作凉粉。根块用水浸泡后也可蒸食。

可作为优质高产饲料,很有开发前景。

研究发现用野葛作覆盖物和绿肥种植,连续 5 年后,在完全不施其他肥料的情况下,玉米、早稻、黄豆、豇豆和花生的产量可达到完全施肥的产量水平。

葛蔓皮可作为造纸、纺织的原料,其纺织物具有较高的强度。

葛生长快、易栽培、抗逆性强,具有抗寒、抗热、耐旱、耐瘠薄、抗病虫等生物学特性,适应性广,可用于治理荒漠,改善环境。

【使用注意】

食用不可过量。

《本草正》:"其性凉,易于动呕,胃寒者所当慎用。"

《本草从新》:"夏日表虚汗多尤忌。"

七、牛蒡子

【别名】

恶实、鼠粘子、大力子、蝙蝠刺、黑风子、毛锥子、粘苍子、牛子等。

【来源】

为菊科两年生草本植物牛蒡的干燥成熟果实。生用或炒黄用。

中药牛蒡为牛蒡的根,苦、辛、寒,可清解热毒,利咽疏风,现为常用的保健食品。

牛蒡茎叶也可入药,味苦、微甘、性凉,可用于头痛、烦闷、乳痈、皮肤瘙痒等。

【主产地】

栽培品分布于全国各地。

【性味归经】

辛、苦,凉,归肝、肺、胃经。

【主要功用】

疏风散热、利咽散结,用于风热咳嗽,咽喉肿痛;宣肺透疹,用于斑疹不透,风疹作痒;解毒消肿,用于痈肿疮毒、痄腮丹毒。

【典籍摘录】

《药性论》:"除诸风,去丹毒,主明目,利腰脚,又散诸结节、筋骨烦热毒。"

《名医别录》:"明目补中,除风伤。"

《本草纲目》:"消斑疹毒。"

【现代应用】

现代研究表明本品具有抗菌、抗病毒作用,具有一定的降血糖、降压作用,并具有抗肿瘤、抗诱变作用。

【食疗应用】

1. 炒牛蒡子 20 克,水煎取汁,含漱。

功效:用于风龋牙痛。

2. 牛蒡子粳米粥:牛蒡子 10 克洗净,加适量水煮 15 分钟,去渣取汁,加入粳米 50 克煮烂成粥,食用。

功效:用于咽喉炎食疗。

3. 牛蒡子 12 克、决明子 12 克、莱菔子 12 克,加适量水煎取汁,代茶饮。

功效:明目食疗方。

4. 材料:牛蒡丝 100 克洗净,猪肚 1 只洗净切丝,二者放入适量水煮熟,加入适量豆豉、葱白、盐调味,食用。

功效:糖尿病食疗方。

5. 牛蒡子叶 10 克(鲜品 30 克),水煎,代茶饮。

功效:乳腺炎辅助治疗。

6. 牛蒡 30 克研滤取汁,加粳米 50 克,煮烂成粥,食用。

功效:小儿咳嗽、咽喉肿痛食疗方。

【农家巧用】

牛蒡原产于中国,为我国古老的药食两用食物。《本草纲目》中记载:"剪苗淘为蔬,取根煮,曝为脯,云其益人"。目前,日本人对牛蒡研究较为深入,并将其奉为营养和保健价值极佳的高档食品,有"东洋参"的美誉。牛蒡可用以制作多种食品以及酒、茶等。

【使用注意】

气虚便溏者禁用。

《本草经疏》:"痘疮家惟宜于血热便秘之证,若气虚色白大便自利或泄泻者,慎勿服之。瘰疬不忌泄泻,故用之无妨。痈疽已溃,非便秘不宜服。"

八、药食同源

(一)生姜

【别名】

姜皮、姜、姜根、百辣云。

【来源】

为姜科多年生草本植物姜的根茎,生用。嫩者称紫姜、子姜,老者称老姜、老生姜,一般前者多作菜食,药用生姜多指后者。秋、冬季采收,除去须根,洗净鲜用。

生姜皮可以行水、消肿,治疗水肿胀满,外用于脓肿创伤,皮肤癣症。

姜洗净后打烂,绞取其汁入药称为生姜汁,辛、微温,具有化痰、止呕的功效。

干姜为姜的干燥根茎,辛、热,归脾、胃、心、肺经。可温中散寒,回阳通脉,温肺化饮。

炮姜,为姜科植物姜的干燥根茎炒至外黑内呈老黄色,苦、涩、温,归脾、肝经,可温经止血,温中止痛。

【主产地】

我国大部分地区均有栽培。

【性味归经】

辛,温,归肺、脾、胃经。

【主要功用】

发汗解表,用于风寒感冒;温中止呕,用于胃寒呕吐,有"呕家圣药"之称;化痰止咳;解鱼蟹毒,解半夏、天南星等药毒。

【典籍摘录】

《本草纲目》:"姜,辛而不荤,去邪辟恶,生啖,熟食,醋、酱、糟、盐、蜜煎调和,无不宜之,可蔬可茹,可果可药,其利溥矣。凡早行、山行宜含一块,不犯雾露清湿之气,及山岚不正之邪。"

《名医别录》:"味辛,微温。主治伤寒头痛、鼻塞、咳逆上气,止呕吐。"

《开宝本草》:"味辛,微温。主伤寒头痛鼻塞,咳逆上气,止呕吐。"

【食疗应用】

1. 凉拌子姜:子姜60克,切成细丝,加适量醋、盐、白糖、芝麻油拌匀食用。

功效:可和中开胃。

2. 生姜蜂蜜水:生姜汁一汤匙,蜂蜜两汤匙,加开水3汤匙调匀,煮沸后服下。

功效:开胃、止呕。

3. 生姜饴糖汤:生姜60克,饴糖30克,加水煎浓汤,趁温热徐饮。

功效:治疗虚寒性咳嗽、咯痰。

4. 生姜核桃杏仁汤:核桃15克,杏仁10克,冰糖15克,生姜15克,混合捣烂,每晚临睡前服10克,温开水冲服。

功效:用于治疗老年慢性支气管炎咳嗽。

5. 生姜粥:粳米200克清水洗净,生姜30克洗净切片,二者加入适量水大火烧开后,转小火煮至米烂成粥即可。

功效:治疗风寒感冒。

6. 生姜、韭菜各适量,大蒜1头,共捣烂取汁灌服。

功效:治疗中暑。

7. 生姜1片贴于肚脐,外贴1张伤湿止痛膏。

功效:治疗晕车晕船。

8. 生姜适量捣烂,泡在适量的白酒中,取汁液加温擦拭患处,每日3次。

功效:治疗冻疮、冻伤。

9. 生姜与葱白各适量,捣烂炒热,用布包好熨敷患处。或用生姜数片放患处,艾柱隔姜灸或用艾条灸。

功效:治疗风寒侵袭关节,关节疼痛。

10. 当归生姜羊肉汤:当归30克,生姜50克,羊肉500克,加水适量煮熟,食用。

功效:温中养血,祛寒止痛。主治寒疝,虚劳,产后血虚有寒,腹痛,胁肋痛等。

【农家巧用】

生姜在我国民间应用历史悠久,既是生活中不可缺少的调味品,也是常用的中草药,食用可做鱼肉调味品,可生食、熟食、腌渍、盐渍、醋渍,可制作蜜饯姜、五味姜、甜酱姜、糖姜、脆姜、姜茶、姜酒、姜粥等各色食品,可加工成姜汁、姜粉、姜酒、姜干,可提炼香料。

生姜在细菌作用下可发酵腐烂,产生黄樟素物质,能诱发食道癌、肝癌,对人体健康有严重危害,故腐烂的生姜不能吃。

【使用注意】

本品伤阴助火,阴虚内热及实热证禁服,痔疮患者忌用。久服积热,损阴伤目。高血压病人亦不宜多食。

(二)葱白

【别名】

葱茎白、葱白头、大葱白、鲜葱白、绿葱白、大葱。

【来源】

百合科植物葱近根部的鳞茎。

葱子是葱的种子,味辛、性温,可补肾、明目、解毒。用于遗精、目眩、视物昏暗、疮痈。

葱叶辛、温,可发汗祛风,用于感冒风寒,头痛鼻塞,身热无汗;也可解毒消肿,用于疮痈肿痛,跌打创伤。

【主产地】

全国各地均有栽植。

【性味归经】

辛、温,归肺、胃经。

【主要功用】

发汗解表,但发汗作用较弱,故主要用于感冒轻症,或作为辅助药;通阳散寒,用于感冒头痛、鼻塞;利尿、解毒、杀虫。

【典籍摘录】

《神农本草经》:"主伤寒寒热,出汗中风,面目肿。"

《本草纲目》:"除风湿,身痛麻痹,虫积心痛,止大人阳脱,阴毒腹痛,小儿盘肠内钓,妇人妊娠溺血,通乳汁,散乳痈,利耳鸣。"

《用药心法》:"通阳气,发散风邪。"

【食疗应用】

1. 葱白粥:粳米 50 克加水煮,将熟时加葱白 2—3 茎略煮,加白糖适量,热服,微微发汗。

功效:适用于风寒感冒。

2. 葱白、生姜各 15 克,食盐 3 克,捣成糊状,用纱布包裹,涂擦前胸、后背、脚心、手心、肘窝一遍后让患者安卧。每日 1—2 次。

功效:治疗感冒。

3. 葱白一小把(带须)约 50 克,加红糖适量,适量清水煮 10 分钟,饮汤,每日 2—3 次。

功效:治疗小儿普通感冒。

4. 葱白适量捣泥,敷患处,固定,1 日 1 换,连用 3—5 日。

功效:治疗脚气。

5. 鲜葱白 1 两捣烂取汁,用麻油 1 两调和,空腹 1 次服下(小儿酌情减量),每日两次。

功效:治疗蛔虫性急腹痛。

6. 葱须、茄子根各 120 克,加水 500 毫升,煎为 300 毫升,去渣,泡洗患处。

功效:治疗冻伤。

7. 连须葱白 250 克,加水 1000 毫升,煎至 500 毫升,坐浴。

功效:治疗痔疮。

8. 生葱 1 根,生姜 40 克,捣碎,加入茴香粉 30 克,混匀后炒热(以皮肤能忍受为度),用纱布包好敷于脐部。

功效:治疗小儿消化不良。

9. 葱子 50 克洗净,晾干,捣成细末,放入锅中,加清水适量,煎煮取汁,去渣滓,加粳米 150 克,煮至米烂粥成,食用。

功效:具有明目作用,主治肝虚视物不清、近视。

【农家巧用】

葱在我国是一种极为普遍的调味品,也可作为蔬菜食用。药用为葱白部分,食用可整株全用。

【使用注意】

葱白忌与蜜、枣、地黄、常山同食。表虚多汗者忌服。

《食疗本草》:"上冲人,五脏闭绝。虚人患气者,多食发气。"

《履巉岩本草》:"久食令人多忘,尤发痼疾。狐臭人不可食。"

(三)芫荽

【别名】

香菜、胡荽、芫荽、香荽、胡菜、原荽、园荽、芫茜、莞荽、莚荽菜、莚葛草、满天星、盐熟菜等。

【来源】

为伞形科植物芫荽的全草。果实成熟时连根挖起,去净泥土。鲜用或晒干切段生用。

芫荽子,别名胡荽子,芫荽的果实,也可入药,有发表、透疹、开胃等功能。用于感冒鼻塞,痘疹透发不畅,饮食乏味,齿痛。

【主产地】

全国各地均有栽培,以华北地区最多。

【性味归经】

辛、温,归肺、胃经。

【主要功用】

发表透疹,用于麻疹不透;开胃消食,用于饮食不消,纳食不佳;止痛解毒,用于疮肿初起。

【典籍摘录】

《日用本草》:"消谷化气,通大小肠结气。治头疼齿病,解鱼肉毒。"

《医林纂要》:"升散阴气,辟邪气,发汗,托疹。"

《食疗本草》:"利五脏,补筋脉,主消谷能食,治肠风,热饼裹食。"

【食疗应用】

1. 芫荽紫苏葱白汤:芫荽6克,紫苏10克,葱白5根,加水煎汤饮用。可加少许红糖调味。

功效:用于感冒风寒的轻症。

2. 凉拌芫荽:鲜芫荽120克,切段,熟食油(或熟油辣椒)、酱油、食盐、醋拌匀,佐餐食。

功效:开胃,增强食欲,适用于胃气不和,呕吐恶心、少食,或食欲不佳者。

3. 鲜芫荽适量,捣汁一匙,甘蔗汁两匙,温服。

功效:治疗呕吐反胃。

4. 粳米加水熬粥,加橘皮、生姜、芫荽适量,共入粥内同煮,食用。

功效:用于风寒头痛,胃弱食滞,消化不良。

5. 芫荽消食汤:芫荽50克,神曲、陈皮各10克,生姜3片。将三者洗净,放入锅中,加清水适量水煎取汁,频频饮服。

功效:可开胃健脾,适用于食欲不振、消化不良。

6. 胡萝卜芫荽羹:胡萝卜、芫荽各60克,洗净切碎,加水煮烂,加冰糖服。

功效:用于辅助治疗水痘。

7. 带根芫荽 200 克择净清洗,加水煮约 3 分钟,倒出半杯清汤待用。余汤放凉至温度合适时用煮过的整株芫荽蘸汤擦患处,趁热将杯内清汤服下,盖被卧床约 1 小时,汗出为宜。注意当天不可洗澡。

功效:治疗荨麻疹。

8. 芫荽子适量,炒熟研细末,用黄酒调服,每次服 15—20 克,每日服 1—2 次。

功效:治疗痔疮。

9. 芫荽子适量,煎水去渣,用汁频频含漱。

功效:治疗牙痛。

【农家巧用】

芫荽是常见调味蔬菜。有研究称用芫荽喂母兔可增乳。芫荽的种植管理方法比较简单,适宜农村家庭种植。

【使用注意】

痧疹已透,或虽未透出而热毒壅滞,非风寒外束者忌服。气虚者不宜服用。

患口臭、狐臭、严重龋齿、胃溃疡、生疮者少吃香菜。服用安体舒通、氨苯蝶啶、氨氯吡咪、维生素 K 等药物时不宜食用。不宜与白术、苍术、丹皮同食。不宜和动物肝脏、猪肉同时食用。

《食疗本草》:"久冷人食之脚弱,又不得与斜蒿同食,食之令人汗臭难瘥。不得久食,此是熏菜,损人精神。根发痼疾。"

《本草纲目》:"凡服一切补药及药中有白术、牡丹者,不可食此。"

《本草经疏》:"气虚人不宜食。疹痘出不快,非风寒外侵及秽恶之气触犯者,不宜用。"

《医林纂要》:"多食昏目、耗气。"

（四）淡豆豉

【别名】

香豉、豉、淡豉、大豆豉。

【来源】

豆科大豆属植物大豆的黑色成熟种子经过炮制加工而成。

黑大豆叶有记载可治血淋，蛇咬。

黑大豆花可明目去翳。

黑大豆皮有养血疏风的功效。

【主产地】

全国各地均产。

【性味归经】

味苦、辛，性凉，归肺、胃经。

【主要功用】

除烦解表，宣发郁热。用于感冒、寒热头痛，烦躁胸闷，虚烦不眠。

【典籍摘录】

《名医别录》："主伤寒头痛，寒热，瘴气恶毒，烦躁满闷，虚劳喘急，两脚疼冷。"

《本草纲目》："下气，调中。治伤寒温毒发痘，呕逆。"

《日华子本草》："治中毒药，蛊气，疟疾，骨蒸；并治犬咬。"

【食疗应用】

1. 葱豉汤：葱30克，淡豆豉10克，生姜3片，黄酒30毫升。将葱、淡豆豉、生姜及水500毫升同煎，煮开后加黄酒略煮即可。

功效：用于外感风寒，恶寒发热，头痛，鼻塞，咳嗽等病症。

2. 葱豉豆腐汤：生葱3条（连头须），淡豆豉10克，豆腐2小块。起油锅，豆腐略煎，再放入淡豆豉，加清水1碗半，大火煮开后，放入葱白，煮开后即可调味，趁热服食。

功效：适用于小儿风寒感冒，咽痒咳嗽。

3. 豆豉半斤,水煎,喝一小碗,余下洗乳房。

功效:治疗断奶乳胀。

4. 淡豆豉 60 克,鸡蛋 5 枚,面粉适量,葱、姜、盐、味精各少许。将鸡蛋打开,去黄取清,与适量面粉相合为饼备用,淡豆豉小火煮取浓汁,去渣,将饼放入豆豉汁中煮熟,调葱、姜、盐、味精,随意食用。

功效:可治疗妊娠初期,恶心厌食等症状。

5. 带须葱白 50 克,生姜 5 克切片,淡豆豉少许,陈皮少许,加水煮 10 分钟,加红糖适量,饮汤。

功效:治疗感冒。

【农家巧用】

大豆在我国已有 5000 年的种植史,全国普遍种植,是我国最重要的经济作物之一。但一直以来黑大豆的营养和经济价值被人们忽视,农家通常用来做家畜饲料。目前,黑大豆作为保健食品日益受到广大人民群众的认可,黑大豆具有健脾利水、消肿下气、滋肾阴、润肺燥、止盗汗、乌发等多种功效。用黑大豆制作的豆腐、豆浆等产品正逐渐走俏。

豆豉是我国常见发酵食品之一,为黑大豆发酵制成,供调味食用。豆豉有淡豆豉、咸豆豉、酒豆豉、酱豆豉等种类,其中以淡豆豉入药,中医食疗中应用最多。《释名·释饮食》中记载:“豉有淡咸二种,淡者入药,故名淡豆豉。”淡豆豉即用黑大豆(黑豆)经煮熟后发酵不经盐,加入疏风热中药桑叶、青蒿制成的。

以黑大豆为原料,浸水湿润发芽,晒干而成大豆黄卷。大豆黄卷性味甘、淡,平;归脾、胃经。可解表祛暑,清热利湿。

注意区别黑大豆(黑豆)与黑芸豆,二者同为黑色。前者圆润饱满,后者略扁,蝶形花科菜豆属,营养亦丰富,常用于日常煮饭熬粥。黑大豆市场价格比黑芸豆高出很多。

【使用注意】

胃虚易呕者慎服。

《本草经疏》:“凡伤寒传入阴经与夫直中三阴者,皆不宜用。”

（五）蔊菜

【别名】

辣米菜、江剪刀草、绿豆草、野油菜、塘葛菜、干油菜、野雪里蕻、野芥草、山芥菜、独根菜、山萝卜、金丝荬等。

【来源】

为十字花科植物蔊菜的全草或花。5—7月采收。

【主产地】

南北各地均有野生品分布。

【性味归经】

味辛、苦,性微温,归肺、肝经。

【主要功用】

清肺解毒,镇咳,利尿。外用治漆疮,蛇咬伤,疗疮痈肿。

【典籍摘录】

《本草纲目》:"利胸膈,豁冷痰,心腹痛。"

《本草拾遗》:"去冷气,腹内久寒,饮食不消,令人能食。"

《分类草药性》:"治刀砍斧伤,烂疮,生肌,嚼涂。"

【食疗应用】

1. 蔊菜、葱白各30克,水煎温服。

功效:治疗风寒感冒,头痛发热。

2. 蔊菜生姜汤:蔊菜60克(鲜品90克),切碎,生姜10克。水煎温服。

功效:用于感冒风寒,或肺寒咳嗽。

3. 蔊菜15克,苏子、萝卜子各9克,甘草6克,水煎服。

功效:治疗急慢性气管炎,支气管炎,咳嗽气喘,痰多。

4. 蔊菜、佛耳草、车前草各15克,甘草9克,浓煎取汁,加适量蜂蜜,分两次服用。

功效:治疗老年性气管炎。

5. 蔊菜萝卜汁:鲜蔊菜60克,鲜萝卜10克,捣烂绞取汁液,一次服用。

功效:用于肺热咳嗽、痰黄稠、口干等。

6. 蕲菜玉米须汤:蕲菜 60 克,玉米须 30 克,加水煎汤,分 2—3 次服或代茶饮。

功效:用于湿热黄疸,小便不利。

7. 香菇扒蕲菜:蕲菜 400 克洗净,略焯出沥水;水发香菇 50 克去蒂,洗净备用;起油锅,加入蕲菜、香菇、清汤,煮开后改小火扒制,食用。

功效:咳嗽痰多、浮肿、腹水、消化不良等病症的食疗方。

8. 蕲菜 250 克去杂洗净切碎,鸡蛋 3 枚磕入碗内搅匀;起油锅烧热,下葱花煸香,投入蕲莱煸炒,加入精盐炒匀,倒入鸡蛋炒至熟而入味,食用。

功效:用于头目眩晕。

9. 鲜蕲菜 250 克,切小段,起油锅烧热,放入少许食盐及干红辣椒(或花椒),再将蕲菜放入炒熟,食用。

功效:增进食欲,用于里寒腹痛或胀满,食欲不振。

【农家巧用】
蕲菜是农家乐常备的菜品。

【使用注意】
蕲菜容易生热,凡外感时邪及内有宿热者不宜食用。

蕲菜不能和黄荆叶同用,否则引起肢体麻木。

(六)香薷

【别名】
香茅、香绒、石香茅、石香薷、蜜蜂草、香草、满山香、青香薷、石艾等。

【来源】
为唇形科植物香薷的干燥地上部分。

【主产地】
全国大部分地区有产。

【性味归经】

辛、微温,归肺、胃经。

【主要功用】

发汗解表,化湿和中,利水消肿。用于暑湿感冒,恶寒发热,头痛无汗,腹痛吐泻,小便不利。

【典籍摘录】

《开宝本草》:"味辛,微温。主霍乱腹痛吐下,散水肿。"

《本草纲目》:"主脚气寒热。世医治暑病,以香薷饮为首药。"

《药性解》:"主下气,除烦热,定霍乱,止呕吐,疗腹痛,散水肿,调中温胃,最解暑气。"

【食疗应用】

1. 香薷二豆饮:白扁豆 30 克,香薷 15 克,扁豆花 5 朵,将三者水煎取汁频饮,每日 1 剂。

功效:治疗中暑发热,暑湿吐泻。

2. 香薷饮:香薷 10 克,厚朴 5 克,剪碎,白扁豆 5 克炒黄捣碎,放入保温杯中,用开水冲泡,代茶饮。

功效:适用于夏季感冒,夹暑湿证。

3. 香薷粥:香薷 10 克,大米 100 克,白糖适量。将香薷择净,放入锅中,加清水适量,水煎取汁,加大米煮粥,待熟时调入白糖,再略煮,食用。

功效:用于夏季外感。

4. 香薷、薄荷、淡竹叶各 5 克,车前草 10 克,水煎代茶饮。

功效:清热除烦,利尿清心。

【农家巧用】

香味独特,可用于驱虫,尤其是驱除蚊子、跳蚤等。

【使用注意】

表虚者、无表邪者、火盛气虚、阴虚有热者忌服。

第3章 清热类本草

一、栀子

【别名】

木丹、鲜支、越桃、山栀子、枝子、黄鸡子、黄荑子、黄栀子、黄栀、山黄栀、山栀等

【来源】

为茜草科长绿灌木植物栀子的干燥成熟果实。生用、炒焦或炒炭用。

栀子花也具有一定的药用功效,性寒,味辛微苦,入肺、肝经,可清肺止咳,凉血止血。

栀子叶苦、涩、寒,可治疗跌打损伤、疔疮疳痔。

栀子根苦、甘、寒,可清热利湿、凉血止血。用于治疗肝炎、胆囊炎、感冒高热、吐血、鼻出血以及风火牙痛、跌打损伤、疮毒痈肿等。

【主产地】

主要分布于我国中南、西南及江苏、安徽、浙江、江西、福建、台湾等地。

【性味归经】

苦、寒,归心、肺、三焦经。

【主要功用】

泻火除烦,用于热扰心神之证;清热利湿,用于湿热黄疸;凉血解

毒,用于血热妄行的各种出血证。

【典籍摘录】

《神农本草经》:"主五内邪气,胃中热气,面赤酒疱齄鼻,白癞赤癞疮疡。"

《开宝本草》:"味苦,大寒,无毒。疗目热赤痛,胸中心大小肠大热,心中烦闷,胃中热气。"

《本草纲目》:"治吐血、衄血、血痢、下血、血淋,损伤瘀血,伤寒劳复,热厥头痛,疝气,汤火伤。"

【现代应用】

现代研究发现本品具有保肝利胆、提高机体抗病能力、改善肝脏和胃肠系统的功能以及减轻胰腺炎等药理作用,并具有镇静镇痛、止血、抗病原微生物作用等。

【食疗应用】

1. 栀子仁粥:将栀子仁5克碾成细末,用粳米100克煮稀粥,待粥将成时,调入栀子仁末稍煮即成。

功效:清热去火,用于胆石症、肝炎等食疗。

2. 栀子花茶:栀子花5—7朵,沸水冲泡,代茶饮。

功效:治疗声音暗哑。

3. 栀子花末:栀子花焙干,研为细末,用时取少许吹入鼻腔,用消毒棉塞压止血,或用消毒棉蘸细末塞压止血。

功效:治疗鼻出血。

【使用注意】

苦寒伤胃,脾虚便溏、肾虚、食少者忌用。

《本草汇言》:"吐血衄血,非阳火暴发者忌之。"

《得配本草》:"邪在表,虚火上升,二者禁用。"

二、天花粉

【别名】

天瓜粉、栝楼根、花粉、楼根、白药、瑞雪、屎瓜根、栝蒌粉、蒌粉等。

【来源】

为葫芦科多年生宿根草质藤本植物栝蒌或日本栝蒌的干燥块根。鲜用或切成段、块、片、晒干用。

栝蒌果实、果皮、种子均可入药,皮仁合用称全栝蒌(栝蒌实),甘、微苦,寒。归肺、胃、大肠经。可清热化痰、利气宽胸、消痈散结、润肠通便。栝蒌性寒润而滑肠,脾虚便溏及湿痰、寒痰者忌用。反乌头。

栝蒌皮偏重于清肺化痰,利气宽中;栝蒌仁主在润燥滑肠。

栝蒌仁霜为栝蒌仁制成的霜。

【主产地】

全国大部分地区有产。主产于河南、广西、山东、江苏、贵州、安徽等地。以河南产量大、质量优。

【性味归经】

甘、微苦,微寒,归肺、胃经。

【主要功用】

清热泻火,生津润燥,解毒消痈。用于热病口渴,消渴,黄疸,肺燥咳血,痈肿,痔瘘。

【典籍摘录】

《神农本草经》:"主消渴,身热,烦满,大热,补虚安中,续绝伤。"

《名医别录》:"除肠胃中痼热,八疸身面黄,唇干,口燥,短气。通月水,止小便利。"

《医林纂要》:"补肺,敛气,降火,宁心,兼泻肝郁,缓肝急,清膀胀热,止热淋小便短数,除阳明湿热。"

【现代应用】

具有抗肿瘤、抗艾滋病、降血糖、抗菌、导致流产和抗早孕等作用。目前,天花粉是糖尿病食疗的主要用材之一。

【食疗应用】

1. 天花粉粥:天花粉 20 克,浸泡 15 分钟,小火煮 20 分钟,去渣取汁,加入粳米 100 克煮烂成粥。早晚两次温服。

功效:清肺止咳、生津止渴。适用于糖尿病及肺热咳嗽。

2. 西瓜皮、冬瓜皮各 15 克,天花粉 12 克,水煎。每日两次,每次半杯。

功效:糖尿病口渴、尿浊症。

3. 山药、天花粉等量,水煎,每日 30 克。

功效:糖尿病辅助治疗。

4. 瓜蒌 200 克,去籽,放在锅内,加水少许,加白糖 75 克,以小火煨熬,拌成馅。取面粉 750 克,加水适量经发酵加面碱,揉成面片,把瓜蒌夹在面片中制成面饼,烙熟或蒸熟。佐餐或随意服用。

功效:润肺化痰,散结宽胸。用于肺癌胸痛食疗。

【农家巧用】

有研究报道本品与小麦、玉米套种,可提高经济效益。

【使用注意】

不宜与乌头类药材同用。孕妇禁用。脾胃虚寒大便滑泄者忌服。

《本草经疏》:"脾胃虚寒作泄者勿服。"

《得配本草》:"胃虚湿痰,亡阳作渴,病在表者禁用。"

《本草汇言》:"汗下之后,亡液而作渴者不可妄投;阴虚火动,津液不能上承而作渴者,不可概施。"

《本经逢原》:"凡痰饮色白清稀者,忌用。"

三、夏枯草

【别名】

夕句、乃东、燕面、麦穗夏枯草、麦夏枯、铁线夏枯、铁色草、棒柱头花、大头花、灯笼头、羊肠菜、榔头草、白花草等。

【来源】

为唇形科多年生草本植物夏枯草的干燥果穗。夏季采收,晒干。

夏枯草露为唇形科植物夏枯草的全草经蒸馏而得的芳香水。治瘰疬,鼠瘘,目痛,羞明。

【主产地】

分布于全国大部分地区,主产于江苏、安徽、浙江、河南等地。

【性味归经】

苦、辛,寒,归肝、胆经。

【主要功用】

清肝火,用于肝火上炎,目赤肿痛,头痛眩晕;散郁结,用于瘰疬瘿瘤。

【典籍摘录】

《神农本草经》:"主寒热、瘰疬、鼠瘘、头疮,破症,散瘿结气,脚肿湿痹。"

《本草从新》:"治瘰疬、鼠瘘、瘿瘤、症坚、乳痈、乳岩。"

【现代应用】

现代研究发现本品具有降压作用,可抗病原微生物。此外,本品还有清泻肝火和免疫抑制作用。

【鲜品偏方】

1. 鲜夏枯草 60 克,冰糖 15 克。开水冲炖,饭后服。

功效:治疗头目眩晕。

2. 鲜夏枯草全草 100 克,水煎服。

功效:治疗急性扁桃体炎,咽喉疼痛。

3. 夏枯草鲜嫩茎叶150克,入开水锅中略焯,捞出过凉开水,控干切段,加精盐、味精、麻油等调匀食用。

功效:具有降压、明目、散结等功效。

【食疗应用】

1. 夏枯草100克,水煎,去渣,加适量蜂蜜调味,适量服用。

功效:辅助治疗高血压。

2. 猪瘦肉150克洗净,切块,牡蛎、夏枯草各15克,红枣两个去核,洗净,稍浸泡,生姜两片,加入清水1000毫升,大火烧沸后,改小火两小时,加入适量盐即可。

功效:辅助治疗高血压。

3. 夏枯草10克、野菊花20克、冬桑叶15克,洗净,加入500毫升水,大火烧开后,改小火煮25分钟,关火,去渣取汁,加适量冰糖,代茶饮。

功效:预防流行性结膜炎(俗称“红眼病”)。

4. 夏枯草20克洗净,先煎取汁去渣,加粳米50克,小火煮烂成粥,调入适量蜂蜜。

功效:治疗青春痘。

5. 夏枯草30克,丝瓜络6克,清洗,共煎取汁约1碗,代茶饮。

功效:治疗脂肪肝。

【农家巧用】

奶牛场、养猪场可就地取材,利用夏枯草治疗家禽家畜眼病、乳腺炎等。

【使用注意】

脾胃虚弱者慎服。夏枯草忌铁。长期大量服食夏枯草,可增加肝、肾的负荷。

《得配本草》:“气虚者禁用。”

四、金银花

【别名】

忍冬、忍冬花、金花、银花、二花、密二花、双花、双苞花、二宝花、金藤花、苏花等。

【来源】

为忍冬科多年生半常绿缠绕木质藤本植物忍冬、红腺忍冬、山银花或毛花柱忍冬的花蕾。生用、炒用或制成露剂使用。

忍冬藤为忍冬的干燥茎枝。甘，寒。归肺、胃经。有清热解毒，疏风通络的功效。

【主产地】

原产我国，野生或栽培品广泛分布于全国。

【性味归经】

甘、寒，归肺、心、胃经。

【主要功用】

清热解毒，用于痈肿疗疮。疏散风热，用于外感风热，温病初起。此外，利用金银花的挥发性成分制成银花露，有清热解暑作用，可用于暑热烦渴、咽喉肿痛以及小儿热疮、痱子等症。

【典籍摘录】

《本经逢原》："金银花，解毒去脓，泻中有补，痈疽溃后之圣药。但气虚脓清，食少便泻者勿用。"

《本草备要》："养血止渴。治疗癣。"

《滇南本草》："清热，解诸疮，痈疽发背，丹流瘰疬。"

【现代应用】

现代研究发现本品具有抗菌及抗病毒作用，可增强免疫功能。具有解热、中枢兴奋、降血脂作用。

【鲜品偏方】

1. 三花粥:将鲜金银花、鲜扁豆花、鲜丝瓜花各 10 朵洗净,加水煎煮 10 分钟取汁,加入粳米 50 克煮烂成粥,根据口味加入白糖适量,食用。

功效:祛热消暑。

2. 鲜金银花 10 克,鲜藿香 10 克,洗净沥水,开水冲泡代茶饮。

功效:开胃降暑。

【食疗应用】

1. 鸡蛋 3 个打散放置碗内,猪肉丝 100 克,取少量蛋清,将金银花 10 克、麦门冬 10 克切碎,鲜蘑菇 100 克切丁,香菇 3 个洗净切丝,将上述食材与鸡蛋拌匀,隔水蒸 15 分钟即可。

功效:用于咽喉炎的食疗。

2. 金银花、蒲公英各 25 克,甘草 15 克,水煎服。

功效:治疗腮腺炎。

3. 金银花、连翘、大青叶、芦根、甘草各 9 克,水煎服,每日 1 剂,连服 3—5 天。

功效:预防流脑。

4. 金银花 10 克加水煎至 100 毫升,兑入甘蔗汁 100 毫升代茶饮,可频频服之。

功效:治疗小儿水痘。

5. 忍冬藤 50 克洗净,加水煮 40 分钟去渣取汁,加入粳米 100 克煮烂为粥食用。

功效:用于下肢丹毒。

【农家巧用】

研究报道本品及其提取物对家畜发热、痢疾等多种疾病有效。

金银花经济价值高,目前金银花露、含片以及各类高附加值产品种类丰富,十分畅销,如当地气候土壤合适,销售途径顺畅,是农村经济农作物的好选择。

【使用注意】

脾胃虚寒及气虚疮疡脓清者忌用。

五、连翘

【别名】

一串金、旱莲子、黄奇丹、连壳、黄花条、黄链条花、青翘、落翘、黄绶带、黄寿丹、黄金条等。

【来源】

为木樨科落叶灌木连翘的果实。白露前采初熟果实,色尚青绿,称青翘。寒露前采熟透果实则为黄翘。以青翘为佳,生用。熟透的果实,采下后晒干,除去种子及杂质称为老翘;其种子称连翘心。

连翘茎叶也可入药,苦、寒,归心、肺二经,《本草纲目》称可"治心肺积热"。

连翘根性寒,味苦。《本草纲目》称可治:"伤寒瘀热欲发黄"。

【主产地】

广泛分布于河北、河南、山东、山西、陕西、甘肃、宁夏、四川、江苏、江西、湖北及云南等省区。

【性味归经】

苦,微寒,归肺、心、小肠经。

【主要功用】

清热解毒,消痈散结,用于痈肿疮毒,瘰疬痰核;疏散风热,用于外感风热或温病初起,发热、头痛、口渴等证。本品还可治热淋涩痛,有清心利尿的作用。

【典籍摘录】

《神农本草经》:"主寒热,鼠瘘,瘰疬,痈肿,恶疮,瘿瘤,结热,蛊毒。"

《药性论》:"主通利五淋,小便不通,除心家客热。"

《日华子本草》:"通小肠,排脓。治疮疖,止痛,通月经。"

【现代应用】

本品具有广谱抗微生物作用、镇吐作用、抗肝损伤作用、解热作用、一定的强心作用。另外,连翘还有降压作用。

【鲜品偏方】

采集连翘的花及未熟的果实,清洗干净水煎 20 分钟,用此水洗脸,具有养颜护肤作用。

功效:长期使用能有效防治痤疮、黄褐斑、蝴蝶斑等。

【食疗应用】

1. 连翘 15 克,黄柏 10 克,甘草 6 克,水煎含漱。

功效:治疗口腔溃疡、口舌生疮。

2. 连翘 15 克,蒲公英 30 克,王不留行 9 克,野菊花 15 克,水煎服。

功效:治疗乳腺炎。

3. 金银花 20 克,连翘 15 克,煎水服用,早晚各 1 次。

功效:治疗风热感冒。

4. 牛蒡子、连翘各 9 克,荆芥 5 克,水煎后加白糖适量,代茶饮。

功效:清热解毒,治疗风疹。

【农家巧用】

连翘的茎、叶、果实、根均可入药,是经济效益较好的药用植物。连翘种子可提取食用油脂。连翘作为观赏植物,也是城市乡村主要的绿化植物之一,因其根系发达,还可作花篱或护堤树栽植。

【使用注意】

脾胃虚寒及气虚疮疡脓清者不宜用。

《本草经疏》:"痈疽已溃勿服,大热由于虚者勿服,脾胃薄弱易于作泄者勿服。"

六、板蓝根

【别名】

靛青根、蓝靛根、靛根、菘蓝、大蓝、马蓝、大叶冬蓝、青蓝、山蓝，大蓝根，马蓝根、蓝龙根、土龙根、大靛等。

【来源】

为十字花科植物菘蓝等的根。秋季采挖，除去泥沙，晒干。

大青叶为十字花科植物菘蓝等的叶片。鲜用或晒干生用。苦，寒。归心、胃经。清热解毒，用于喉痹口疮，丹毒痈肿；凉血消斑，用于热入营血，温毒发斑。

【主产地】

板蓝根品种较多，不同品系可广泛分布于全国大部分地区。

【性味归经】

苦，寒，归心、胃经。

【主要功用】

清热解毒，凉血利咽，有清热解毒凉血之功，以解毒利咽散结见长。

【典籍摘录】

《日华子本草》："治天行热毒。"

《中药志》："清火解毒，凉血止血。治热病发斑，丹毒，咽喉肿痛，大头瘟，及吐血、衄血等症。"

《分类草药性》："解诸毒恶疮，散毒去火，捣汁或服或涂。"

【现代应用】

现代研究表明本品具有抗菌抗病毒作用，能提高机体免疫力，具有一定的抗癌作用，具有抗钩端螺旋体作用。本品主要用于治疗流感、传染性肝炎、单纯性疱疹性口腔炎，防治流行性乙型脑炎、流行性腮腺炎、非典型性肺炎、流行性脑脊髓膜炎、白喉等。

【鲜品偏方】

新鲜板蓝根苗连叶带根洗净,水煮,点油、盐、味精,食用,可预防上呼吸道感染等疾病。

【食疗应用】

1. 板蓝根100克,银花50克,甘草15克,加水煎,去渣取汁,加冰糖适量,饮用。

功效:清热凉血解毒,适用于治疗水痘及病毒感染所引起的发热。

2. 板蓝根煨红枣:板蓝根30克,洗净,切片后放入纱布袋,扎口,红枣20枚,洗净,加水浸泡片刻,中火煨煮30分钟,取出药袋,早晚两次分服。

功效:各型病毒性肝炎的辅助治疗。

3. 板蓝根粥:板蓝根15克,加水小火煎取汁,后加小米100克同煮成粥,根据口味加白糖少许,分早晚两次服用。

功效:腮腺炎的辅助治疗。

【农家巧用】

研究报道,板蓝根也可用于治疗家禽家畜的病毒性感染疾病,如传染性肝炎、腮腺炎、气管支气管炎等。板蓝根还可用于防治鱼病。

板蓝根可套种于林木地,既可增收,也有利于疏松土壤,促进林木速生。

【使用注意】

目前,人们普遍认识到了板蓝根对流感、病毒性感染等的防治作用,所以不排除板蓝根作为中药被滥用的趋势,需要注意的是儿童、脾胃虚寒者、体虚而无实火热毒者忌用板蓝根和大青叶。孕妇慎用。

七、败酱草

【别名】

败酱、泽败、鹿酱、苦菜等。

【来源】

为败酱科多年生草本植物黄花败酱、白花败酱等的带根全草。秋季采收,洗净,阴干,切段,生用。生于山地及荒野,多被作为田间杂草。败酱草品系种类庞杂,黄花败酱草、白花败酱草、南败酱、北败酱、苏败酱等都是其品类。

败酱草与混淆品极难鉴别,有研究认为败酱草应为败酱科植物黄花败酱和白花败酱,正品败酱的主要鉴别特征是其陈酱气味。而菊科植物苣荬菜、苦荬菜等与败酱草有较大区别,不能代替败酱草使用。

【主产地】

广泛分布于中国北部、东部和南部。

【性味归经】

辛、苦,微寒,归胃、大肠、肝经。

【主要功用】

清热解毒,消痈排脓,用于热毒痈肿,并善治内痈,尤多用于肠痈证。祛瘀止痛,用于血滞之胸腹疼痛。

【典籍摘录】

《名医别录》:"疗肠澼,渴,热中疾,恶疮。耐饥寒。"

《本草纲目》:"败酱善排脓破血,故仲景治痈及古方妇人皆用之。为易得之物,而后人不知用,盖未遇识者耳。"

《本草衍义》:"折之白乳汁出,常常点瘊子自落。"

【现代应用】

败酱草有抗病毒作用,对艾滋病 HIV 病毒有抑制作用;对金黄色葡萄球菌、痢疾杆菌、伤寒杆菌、大肠杆菌也均有抑制作用;还有保肝利胆,抗肿瘤等作用。多用于流行性腮腺炎、鼻窦炎、急性化脓性扁桃体炎、盆腔炎等多种疾病。

【鲜品偏方】

1. 鲜败酱草 30 克,鲜马齿苋 60 克,鲜车前草 30 克,洗净,入锅中加水煎 30 分钟,取汁去渣,加入适量红糖,分次温服。

功效:治疗盆腔炎症。

2. 鲜败酱草 30 克,鲜大青叶 30 克,绞汁加水煎,分两次服。

功效:治扁桃体炎。

【食疗应用】

1. 败酱草 20 克洗净稍浸泡,苦瓜洗净 500 克,去籽切厚块,猪脊骨 500 克,生姜 3 片,清水 2500 毫升,大火煮开后小火煮约两小时,食盐调味。

功效:清暑去热。

2. 绿豆 120 克浸泡,猪大肠约 120 厘米长,用水冲净,再用生粉反复洗净,之后用蒜头通一遍,冲净后放入绿豆,两端用线扎紧。败酱草 50 克洗净,生姜 3 片,共加水 2500 毫升煮,大火煮开后小火煮约两小时,食盐调味。

功效:治疗夏季湿热皮肤瘙痒。

3. 败酱草 50 克,紫草根 15 克,水煎去渣,加入红糖 25 克,调匀服食。

功效:治疗盆腔炎症。

4. 败酱草 30 克,木贼 30 克,香附 30 克,加水浓煎,外擦患处。

功效:治疗扁平疣。

【农家巧用】

除药用外,败酱草可用作饲料或饲料添加剂。据称于春季对小畜有抓膘作用。牛、马也少量采食,但干枯后不能利用。

【使用注意】

脾胃虚弱,食少泄泻者忌服。

八、穿心莲

【别名】

圆锥须药草、榄核莲、一见喜、万病仙草、日行千里、四支邦、四方莲、印度草、春莲夏柳、苦草、苦胆草、斩龙剑、金耳钩、金香草等。

【来源】

爵床科植物穿心莲(圆锥须药草)的干燥地上部分。夏季现蕾、开花初期采收。

【主产地】

主产于广东、福建。现栽培品多见于长江南北暖湿地区,野生者分布于热带、亚热带。

【性味归经】

味苦,性寒,归心、肺、大肠、膀胱经。

【主要功用】

清热解毒,凉血消肿,燥湿。用于感冒发热,咽喉肿痛,顿咳劳嗽,泄泻痢疾,热淋涩痛,口舌生疮,痈肿疮疡,毒蛇咬伤。

【典籍摘录】

本品为华南地区民间草药,于五十年代在广东、福建南部民间有引种栽培,用于治疗多种感染性疾病及毒蛇咬伤。现本品已收载于《中华人民共和国药典》。

【现代应用】

现代研究发现本品具有解热、抗炎作用,能增强机体免疫力,保护心肌、保肝利胆,具有抗蛇毒及毒蕈碱样作用,并具有抗肿瘤作用。主治细菌性痢疾、尿路感染、急性扁桃体炎、肠炎、咽喉炎、肺炎和流行性感冒等,并可治疗毒蛇咬伤、血栓闭塞性脉管炎,恶性葡萄胎与绒毛膜上皮癌等多种疾病。

【鲜品偏方】

1. 凉拌穿心莲:穿心莲嫩叶洗净焯水,捞出控干水分,调麻酱,放入适量蒜茸、香葱末、醋、香油、花椒油、盐、鸡精,加穿心莲调匀,佐餐。

功效:清热去火,防治咽喉肿痛。

2. 鲜穿心莲 10 克,嚼烂吞服。

功效:治疗咽喉炎。

【食疗应用】

1. 穿心莲叶 5—7 片,开水泡服,代茶饮。

功效:用于充血型高血压。

2. 穿心莲叶 3 片,水泡,蜂蜜调服,日 3 次。

功效:用于百日咳。

3. 穿心莲干叶适量,研末调茶油,或鲜叶煎汤涂患处。

功效:治疗烫伤。

4. 穿心莲干叶研末,3—5 克,调蜜,开水送服。

功效:治疗口腔炎,扁桃体炎。

【农家巧用】

穿心莲注射液在防治家畜疾病中具有清热解毒的作用,对肠炎、肺炎、仔猪白痢有较好的治疗效果,已载入《中国兽药典》。

有研究发现应用穿心莲同黄芪、党参、鱼腥草等中药,组成纯中药复合畜禽生理平衡剂,具有提高成活率、生长率,提高种禽的育成率、产蛋率、出壳率的作用。

【使用注意】

不宜多服久服;阳虚证及脾胃虚寒者不宜用。

穿心莲及其多种制剂口服较大剂量可致胃肠不适、食欲减退等不良反应,有严重不良反应报道。

研究发现有终止动物妊娠作用,孕妇禁用。

九、玄参

【别名】

元参、浙玄参、黑参、乌元参、重台、黑参等。

【来源】

为玄参科多年生草本植物玄参的根。生用。

【主产地】

主产浙江,现栽培品分布于全国很多地区。

【性味归经】

苦、甘、咸,微寒,归肺、胃、肾经。

【主要功用】

清热养阴,用于温热病热入营血,以及肺热燥咳,咽喉肿痛。解毒散结,用于咽喉肿痛,瘰疬痰核,痈肿疮毒。

【典籍摘录】

《本草纲目》:"滋阴降火,解斑毒,利咽喉,通小便血滞。"

《品汇精要》:"消咽喉之肿,泻无根之火。"

《医学衷中参西录》:"玄参,味甘微苦,性凉多液,原为清补肾经之药。又能入肺以清肺家烁热,解毒消火,最宜于肺病结核,肺热咳嗽。"

【现代应用】

现代研究发现本品具有抗菌、抑真菌作用,可降血压,并具有镇静、抗惊厥作用。

【食疗应用】

1. 猪肝 250 克洗净,玄参 15 克,洗净,同放入锅内,加水煮 1 小时;捞出猪肝,切成小片;将葱花、姜末用少许油略炒,用酱油、白糖、料酒调味,倒入猪肝片拌匀。

功效:防治老年性痴呆。

2. 玄参 15 克洗净,放入锅中,加清水适量,水煎取汁,加粳米 100 克煮烂成粥,调入适量白糖即成,每日 1 剂。

功效:咽喉肿痛,或疮痈肿毒等的食疗。

3. 玄参、乌梅各 15 克,洗净加水煎煮取汁,加粳米 30 克煮烂成粥,等粥成时兑入冰糖,稍煮即可。

功效:滋阴清热,生津润喉,治疗咽喉炎。

4. 玄参、麦冬各 5 克,胖大海两个,金银花两克,开水冲泡,代茶饮。

功效:感冒、咽喉炎初愈后,或过劳导致的声音嘶哑。

【使用注意】

脾胃虚寒,食少便溏者不宜服用。反藜芦。不宜与黄芪、干姜、大枣、山茱萸同用。

《雷公炮炙论》:"使用时勿令犯铜,饵之噎人喉,丧人目。"

《本草经疏》:"血少目昏,停饮寒热,支满,血虚腹痛,脾虚泄泻,并不宜服。"

《医林纂要》:"虚寒则忌。"

十、生地黄

【别名】

生地、地髓、原生地、干生地、芐、芑、牛奶子、山烟、山白菜、酒壶花、甜酒棵、蜜罐棵等。

【来源】

为玄参科多年生草本植物地黄的根。鲜用或干燥切片生用。

鲜地黄为新从地下挖出汁液饱满的地黄根。干地黄为鲜地黄洗净,切片晒干或烘干而成。大生地指根茎肥大体重者,品质较优。小生地指药材个体细小如根者,又名细生地、根生地、次生地,品质稍次。生地炭又名生地黄炭,为干生地炒成的炭。

熟地黄为玄参科植物地黄的块根,经加工蒸晒而成。味甘、性温,归肝、肾经,可补血滋润、益精填髓,为常用药,多用于肝肾阴亏、眩晕心悸、潮热盗汗、头昏眼花、耳鸣耳聋、腰膝酸软、月经不调、崩漏不止、遗精阳痿、不育不孕等。

地黄叶可治恶疮,手、足癣。

地黄实为地黄的种子,《本草图经》记载其功与地黄等同。

地黄花为地黄的花蕾,功同地黄。

【主产地】

原产于我国辽宁、北京、天津、河北、河南、山东、安徽、浙江、江苏,现全国大部分地区均可见栽培品。

【性味归经】

甘,寒,归心、肝、肾经。

【主要功用】

清热凉血,用于温热病热入营血,血热妄行。养阴生津,用于津伤口渴、内热消渴。

【典籍摘录】

《本草新编》:"生地,凉头面之火,清肺肝之热,热血妄行,或吐血,或衄血,或下血,宜用之为主,而加入荆芥,以归其经,加入三七根末,以止其络。"

《食疗本草》:"以少蜜煎,或浸食之,或煎汤,或入酒饮,并妙。生则寒,主齿痛,唾血,折伤。叶可以羹。"

《饮膳正要》:"补精髓,壮筋骨,和血气,延年益寿。"

【现代应用】

研究发现生地黄具有降血压、降血糖、镇静、止血作用,同时又具有抗凝血作用。生地黄还具有一定的抗菌、抗过敏、抗真菌、抗肿瘤等作用,临床常用于高血压、糖尿病、肝炎等的治疗。

常用中成药六味地黄丸、地黄明目丸、知柏地黄丸、消渴丸、三九胃泰、乌鸡白凤丸、汇仁肾宝、消糖丸等都以生地黄为原料。据统计,地黄在我国中药材用量上位居前茅。

【鲜品偏方】

1. 鲜生地 100 克,白茅根 80 克,洗净后捣烂,加少量凉开水绞取汁,分次饮用。每日 1 剂。

功效:用于热伤血络所致的衄血、吐血。

2. 生地黄粥:鲜生地 300 克,洗净切块,煮浓汁滤出,加入粳米100 克同煮成粥,加冰糖适量,每日服 2—3 次,每次 1 小碗。

功效:血热妄行导致的月经超前、色红量多、心烦口渴、苔黄。

【食疗应用】

1. 增液汤:生地、玄参、麦冬各 15 克。煎汤饮。

功效:用于热伤津液导致的便秘。

2. 琼玉膏:生地 100 克,党参 15 克,茯苓 30 克,加水煎取浓汁,然后加入等量的炼蜜,再煎沸即成。每次吃 1—2 匙。

功效:益气养心、抗衰老,用于失眠健忘、早衰白发。

3. 糖尿病:生地黄 15 克,黄连 3 克,天冬 12 克,水煎服。

功效:降低血糖,辅助治疗糖尿病。

4. 熟地黄 20 克,水煎服。

功效:降低血压,辅助治疗高血压。

5. 生地黄 12 克,甘草 6 克,水煎服。

功效:辅助治疗传染性肝炎。

6. 生地黄芩竹叶汤:生地黄 15 克,黄芩 15 克,淡竹叶 25 克,分别洗净,置砂锅内,加水 4 碗煮,去渣取汁,加白糖调味搅匀。

功效:治疗口腔溃疡。

7. 生地 15 克、莲藕 50 克、红枣 5 枚洗净;猪脊骨 200 克洗净,以上放入砂锅,加水大火煮开后,改小火煲约两小时,调味食用。

功效:用于病后、产后贫血。

8. 生地、制黄精各 30 克水煎,去渣取汁,加粳米 30 克煮烂成粥,食用即可。

功效:用于更年期出现经血量多、面色晦暗、头目昏眩、心烦易怒、手足心热等症状。

9. 猪瘦肉 60 克洗净切片,生地黄 30 克,枸杞子 15 克,黑枣(去核)5 个洗净,以上用料放入锅内,加水适量,大火煮开后,小火煮约 1 小时,调味食用。

功效:滋阴养血,美发黑发。

【农家巧用】

地黄性耐寒,耐干旱,可栽培,多做药用。生地对土地要求较为严格,湿地、盐碱地、无霜期低于六个月的都不能种植。此外生地加工费、工时费、耗煤量极大,加工环节复杂,因此种植前需谨慎调研和学习。生地黄苗期较长,在畦埂上,应间作一些矮小、分枝少的早熟作物,如蚕豆、红小豆、四季豆、早熟玉米等。

不宜重茬种植。

【使用注意】

本品性寒而滞,脾虚湿滞腹满便溏者,不宜使用。恶贝母,畏芜荑。忌萝卜、葱白、韭白、薤白。

动物实验发现本品对心脏有明显的抑制作用,使心跳变慢甚至停止。因此大剂量使用地黄时应注意对心脏的毒性。

《雷公炮炙论》:"勿令犯铜铁器,令人肾消,并白髭发、损荣卫也。"

《医学入门》:"中寒有痞、易泄者禁。"

十一、紫草

【别名】

硬紫草、大紫草、紫丹、地血、紫草茸、鸦衔草、红石根等。

【来源】

为紫草科植物新疆紫草、紫草或内蒙紫草的干燥根。春、秋二季采挖,除去泥沙,干燥。

【主产地】

分布于东北地区及河北、河南、山西、陕西、宁夏、青海、山东、江苏、安徽、江西、湖北、湖南、广西、四川、贵州、新疆、甘肃及西藏西部。

【性味归经】

甘、咸,寒,归心、肝经。

【主要功用】

清热,凉血,活血,解毒透疹。用于温热斑疹,湿热黄疸,紫癜,吐、衄、尿血,淋浊,热结便秘,烧伤,湿疹,丹毒,痈疡。

【典籍摘录】

《神农本草经》:"主心腹邪气,五疸,补中益气,利九窍,通水道。"

《本草纲目》:"紫草,其功长于凉血活血,利大小肠。"

《本草正义》:"紫草,气味苦寒,而色紫入血,故清理血分之热。古以治脏腑之热结,后人则专治痘疡,而兼疗斑疹,皆凉血清热之正旨。"

《药性论》:"治恶疮、癣。"

【现代应用】

现代研究发现本品具有抗菌、消炎、抗肿瘤作用,对心脏有明显影响,具有避孕作用。临床常用于治疗肝炎、肺结核、湿疹、皮炎、烫伤、阴道炎、盆腔炎等多种疾病。并具有一定的美容功效。

紫草是我国传统中药材,曾主要以野生品供应医药市场,并不为药商和药农所重视。近年来,随着紫草用途的不断开发和拓展,紫草已经不局限于药用,其深加工产品广泛应用于天然色素着色剂、添加剂、防腐剂,应用于香皂、洗发液、食品、饮料、果酒、化妆品等行业产品制造中。

紫草天然野生资源随着多年开采产量持续下降,因此一般认为本品具有很好的经济作物栽培价值。

【食疗应用】

1. 丹参 30 克,赤芍 15 克,紫草根 20 克,大黄 6 克,甘草 6 克,煎汤去渣,入薏苡仁 60 克,白糖适量煮成粥。

功效:适于子宫肌瘤、卵巢囊肿证属气滞血瘀,湿热瘀阻者。

2. 败酱草 45 克、紫草根 15 克,水煎服。

功效:清热解毒利湿,可用作附件炎食疗方。

3. 紫草二豆粥:紫草根 10 克,甘草 20 克洗净浸泡,绿豆、赤小豆各 60 克,先行浸泡发软,粳米 60 克,淘洗干净,加水烧开,之后放入紫草根,煮至豆烂成粥,待停火前出锅 5 分钟放入甘草煎煮。

功效:可以预防手足口病。

4. 紫草油:取紫草根 10 克,放入 100 克花生油或芝麻油中浸泡至油色变紫,置阴凉处备用。

功效:治疗婴幼儿湿疹、臀部皮炎,也可用于轻度烫伤、手足皲裂等。

5. 紫草 10 克,甘草 3 克,水煎,日服两次。

功效:预防麻疹。

6. 紫草 9 克、荆芥 9 克、蝉蜕 6 克、木槿皮 6 克、白术 6 克、甘草 3 克,水煎外洗。

功效:治疗皮肤瘙痒。

【使用注意】

胃肠虚弱、大便滑泄者慎服。痘疮家气虚脾胃弱、泄泻不思食、小便清利者,俱禁用。孕妇禁用。

十二、芦根

【别名】

苇根、芦菰根、顺江龙、水蓖薹、芦柴根、芦通、苇子根、芦芽根、甜梗子、芦头等。

【来源】

本品为禾本科植物芦苇的新鲜或干燥根茎。全年均可采挖,除去芽、须根及膜状叶,鲜用或晒干。

芦茎即苇茎,亦可入药,苇茎甘寒轻浮,善清肺热。《本经逢源》称其:"专于利窍,善治肺痈,吐脓血臭痰",《千金方》中采用苇茎汤治疗肺痈(类似今肺脓肿、大叶性肺炎等)。

芦叶甘,寒,无毒。可治上吐下泻,吐血,衄血,肺痈,发背。

芦花甘,寒,可止泻、止血、解毒。主吐泻、衄血、血崩、外伤出血、鱼蟹中毒。

芦笋为芦苇的嫩苗,甘、寒,可清肺止渴生津、利水,用于治疗热病口渴心烦、肺痈、淋病、小便不利,可解诸鱼之毒,解诸肉毒。

【主产地】

广泛分布于全国各地,生于河流、池沼岸边浅水中。

【性味归经】

甘,寒,归肺、胃经。

【主要功用】

清热,生津,除烦,止呕。治热病烦渴,胃热呕吐,噎膈,反胃,肺痿,肺痈。并解河豚毒。

【典籍摘录】

《药性论》:"能解大热,开胃。治噎哕不止。"

《玉楸药解》:"清降肺胃,消荡郁烦,生津止渴,除呕下食,治噎哕懊恼。"

《天宝本草》:"清心益肾,去目雾,头晕,耳鸣,疮毒,夜梦颠倒,遗精。"

【现代应用】

本品有解热、镇静、镇痛、降血压、降血糖、抗氧化及雌激素样作用。

【鲜品偏方】

1. 鲜芦根 50 克,竹茹 8 克,加适量清水同煮,去渣取汁,加入粳米 30 克煮烂成粥,停火前加生姜两片,稍煮片刻即可。

功效:用于百日咳食疗。

2. 鲜芦根 100 克(干品 30 克)、麦冬 20 克煎汤代茶饮。

功效:夏日预防中暑。

3. 银花薄荷饮:银花 30 克、鲜芦根 60 克,加水 500 克,煮 15 分钟,后下薄荷 10 克煮沸 3 分钟,去渣取汁,每日 3—4 次,温热服。

功效:清热凉血解毒。适用于各种热病初起、发热较重的风热型感冒。

4. 鲜芦根 50 克,洗净,切段,加水煎取浓汁,薏苡仁 30 克,粳米 100 克,淘净,加入鲜芦根汁煮烂成粥。

功效:适用于乙型肝炎食疗。

5. 鲜芦根 30 克,冰糖适量,加水共煮取汁,分早、中、晚 3 次服下。

功效:治疗口臭。

【食疗应用】

1. 芦根粳米粥:芦根 30 克煮水,去渣取汁,加 50 克粳米煮烂成粥。

功效:用于妊娠呕吐食疗。

2. 黄鳝 500 克,剖洗干净,芦根 10 克,桑寄生 20 克,洗净,以上加水适量共煮至肉烂,适量加盐、芝麻油,饮汤。

功效:用于产后虚弱的调养。

3. 青果 30 克捣碎,芦根 60 克切碎,以上加适量水煎煮,去渣取汁,代茶饮。

功效:预防水痘。

【农家巧用】

芦苇适应性好、抗逆性强、产量高,芦苇可保土固堤,也可作为牧草,芦叶、芦花、芦茎、芦根均可入药,苇秆可作造纸和人造丝、人造棉原料,也供编织席、帘等用;嫩芽可食用;花序可作扫帚;花絮可填枕头,用作保健产品。芦苇叶还是端午节用来包粽子的主要原料。

注意:芦苇的嫩苗芦笋与目前市售的名贵蔬菜芦笋并非一个品种,后者为天门冬科植物石刁柏的嫩茎。

【使用注意】

脾胃虚寒者慎服。芦根忌巴豆。

十三、紫花地丁

【别名】

箭头草、独行虎、羊角子、米布袋、铧头草、光瓣堇菜等。

【来源】

为堇菜科植物紫花地丁的干燥全草。春、秋二季采收,除去杂质,晒干。

【主产地】

野生者分布于中国东北、华北等地。

【性味归经】

苦、辛,寒,归心、肝经。

【主要功用】

清热解毒,凉血消肿。用于黄疸、痢疾、乳腺炎、目赤肿痛、咽炎;外敷治跌打损伤、痈肿、毒蛇咬伤等。

【典籍摘录】

《本草纲目》:"主治一切痈疽发背,疔肿瘰疬,无名肿毒,恶疮。"

【食疗应用】

1. 紫花地丁研末,每服 10 克,酒送下。

功效:治疗黄疸内热。

2. 鲜紫花地丁,洗净,捣烂,将患处用温水洗净后外敷。

功效:治疗化脓性感染。

3. 紫花地丁、半枝莲、板蓝根、生苡仁各 15 克,常山 6 克。每日 1 剂,上午服头煎,下午服二煎。药渣加适量水略煎后趁热洗涤患处,洗后抹干,不用水清洗。

功效:治疗扁平疣。

【农家巧用】

紫花地丁是极好的地被植物,可作为园林植被,也可栽于庭园,装饰花坛或镶嵌草坪,但目前尚未得到重视。叶可制青绿色染料。

【使用注意】

阴疽漫肿无头及脾胃虚寒者慎服。

十四、青蒿

【别名】

蒿、草蒿、三庚草、野兰蒿、黑蒿、香蒿、白染艮等。

【来源】

青蒿为菊科植物青蒿或黄花蒿的全草。

青蒿子为青蒿或黄花蒿的果实,可入药,功效与青蒿相仿。

青蒿根为青蒿的根,功效与全草相类似。

青蒿露为青蒿的茎、叶经蒸馏而得的液体。苦、寒,可明目、退热、清暑、避秽。

【主产地】

全国大部分地区均产。

【性味归经】

味苦,微辛、寒,归脾、胃、肝、胆经。

【主要功用】

消暑清热,除蒸截疟。可治暑热、骨蒸劳热、疟疾、痢疾、黄疸,外用可治疥疮、瘙痒。

【典籍摘录】

《神农本草经》:"主疥瘙痂痒,恶疮,杀虱,留热在骨节间,明目。"

《本草纲目》:"治疟疾寒热。"

《滇南本草》:"去湿热,消痰。治痰火嘈杂眩晕。利小便,凉血,止大肠风热下血,退五种劳热,发烧怕冷。"

【食疗应用】

1. 鲜青蒿一把,水煎取汁含漱。

功效:治疗齿龈肿痛。

2. 鲜青蒿 200 克,水煎先蒸后洗。

功效:治疗痔疮便血。

3. 青蒿适量捣汁服,同时塞鼻中。

功效:治疗鼻出血。

4. 青蒿适量捣烂敷患处。

功效:治疗蜜蜂蜇伤。

【使用注意】

胃虚者、产后血虚,内寒作泻,及饮食停滞泄泻者禁用。

十五、药食同源

(一)鱼腥草

【别名】

蕺菜、折耳根、臭菜、臭根草、臭灵丹、侧耳根、朱皮拱等。

【来源】

为三白草科植物蕺菜的干燥地上部分。夏季茎叶茂盛花穗多时采割,除去杂质,晒干。

【主产地】

分布于中国长江流域以南各省。

【性味归经】

辛,微寒,归肺经。

【主要功用】

清热解毒,消痈排脓,用于肺痈咳吐脓血及肺热咳嗽,痰稠等证。利尿通淋,用于热淋,小便涩痛之证。现代多用于治疗肺炎、肺脓疡、气管炎、皮肤疾病,预防钩端螺旋体病等。

【典籍摘录】

《滇南本草》:"治肺痈咳嗽带脓血,痰有腥臭,大肠热毒,疗痔疮。"

《医林纂要》:"行水,攻坚,去瘴,解暑。疗蛇虫毒,治脚气,溃痈疽,去瘀血。"

【食疗应用】

1. 鱼腥草 50 克,桔梗 12 克,甘草 6 克,水煎服。

功效:治疗肺炎、支气管炎等。

2. 鲜鱼腥草 200 克,猪排骨 500 克。将鱼腥草先煎液,过滤,猪排骨放入锅中,倒入鱼腥草液炖煮,肉熟后加适量盐和味精,饮汤食肉,分 2—3 次吃完,每周炖两次吃。

功效:支气管炎、肺脓疡等食疗。

3. 梨 200 克,鱼腥草 100 克(鲜者 250 克),冰糖适量。将生梨洗净去核切块备用。鱼腥草加水 600 毫升烧开后改小火煎 20 分钟,弃药渣,加梨、冰糖,文火炖至梨烂即可食用,每日分两次服完。连服 5 天。

功效:支气管炎食疗。

4. 鲜鱼腥草 150 克洗净切小段,鸡蛋 4 只磕入碗内搅匀。起热油锅,投入葱花煸香,放入鱼腥草煸炒几下,倒入鸡蛋一起煸炒至成块,加入适量盐推匀即成。

功效:用于肺炎食疗。

5. 鲜鱼腥草捣烂,绞取汁,每日滴鼻数次。另用鱼腥草 30 克,水煎服。

功效:用于慢性鼻窦炎。

6. 鱼腥草适量,煎汤熏洗。

功效:用于外阴瘙痒。

7. 鱼腥草 30 克、地龙、远志各 15 克,藿香、薄荷、甘草各 10 克,体虚者方中再加人参 5 克,水煎服。

功效:用于戒烟。

【农家巧用】

日常生活中,人们经常将鱼腥草作为保健菜品,最常见的吃法是凉拌吃,这种吃法适合大多数人。老人和体弱的人,可以用于炖鸡、炒肉等菜品。但需要注意的是,并不是人人都适合吃鱼腥草。

鱼腥草可以用于畜牧水产养殖的防病治病,对家禽家畜的传染性疾病有一定疗效,也有用于治疗其他多种疾病的报道。

此外,鱼腥草可作为青绿饲料喂养家畜,既可防病,又可提高食用和经济价值。

【使用注意】

本品含挥发油,不宜久煎。久食之,发虚弱,损阳气,消精髓。多食令人气喘。虚寒证及阴性疮疡忌服。

(二)蒲公英

【别名】

凫公英、黄花地丁、金簪草、孛孛丁菜、黄花苗、黄花郎、鹁鸪英、婆婆丁、白鼓丁、蒲公丁、真痰草、狗乳草等。

【来源】

为菊科多年生草本植物蒲公英、碱地蒲公英或同属数种植物的干燥全草。鲜用或生用。

【主产地】

分布于我国大部分地区。

【性味归经】

苦、甘,寒,归肝、胃经。

【主要功用】

清热解毒,消痈散结,用于热毒痈肿疮疡及内痈等证,对治疗乳腺炎十分有效。利湿通淋,用于湿热黄疸及小便淋沥涩痛。现代用于治疗上呼吸道感染、眼结膜炎、流行性腮腺炎、乳腺炎、胃炎、痢疾、肝炎、胆囊炎、急性阑尾炎、泌尿系感染、盆腔炎、痈疖疔疮等。

【典籍摘录】

《医林纂要》:"化热毒,解食毒,消肿核,疗疔毒乳痈,皆泻火安上之功。通乳汁,以形用也。固齿牙,去阳阴热也。"

《本草正义》:"蒲公英,其性清凉,治一切疔疮、痈疡、红肿热毒诸证,可服可敷,颇有应验,而治乳痈乳疔,红肿坚块,尤为捷效。"

《唐本草》:"主妇人乳痈肿。"

【食疗应用】

1. 鲜蒲公英捣烂敷患处。并用蒲公英、野菊花、金银花、地丁草各 30 克,水煎服。

功效:流行性腮腺炎食疗方。

2. 鲜蒲公英 60 克,水煎服,早晚各服 1 次,同时将蒲公英捣烂敷患处。

功效:乳腺炎食疗方。

3. 蒲公英 30 克,金银花或忍冬藤叶 9 克,以黄酒、水合煎,温服。

功效:乳腺炎食疗方。

4. 鲜蒲公英全草 60—90 克,水煎服,15 日为一疗程,连用 1—2 个疗程。

功效:胆囊炎食疗方。

5. 瘦猪肉 250 克,蒲公英、薏苡仁各 30 克。蒲公英、生薏苡仁、猪瘦肉洗净,一起放入锅中,加清水适量,大火煮沸后,改小火煲 1—2 小时,调味,佐餐食用。

功效:子宫颈炎食疗方。

6. 蒲公英、茵陈、白糖各 50 克,大枣 10 枚,共煮粥食,日食 1—2 次。

功效:黄疸型肝炎食疗方。

7. 蒲公英、地榆各 30 克,焙干研末,用生姜、大枣汤送服,每次 6 克。

功效:痔疮出血食疗方。

8. 蒲公英 60 克,玉米芯 60 克,加水煎服或代茶饮。

功效:热淋、小便短赤食疗方。

【农家巧用】

蒲公英是最常见的药食同源中药材之一,《本草新编》称其"至贱而有大功",蒲公英可生吃、炒食、做汤、包饺子或包子。也可根据自身口味在各类菜肴、粥品中添加。一些保健产品生产厂家开始用其制成不含咖啡碱的蒲公英咖啡、蒲公英酒以及糖果、饮料和糕点等系列保健食品。

蒲公英在兽医临床上可治疗家畜上呼吸道感染、乳房肿毒、母畜缺乳、仔猪白痢、烫伤、疔疮肿毒及其他化脓性炎症。

蒲公英具有高营养、高药用及保健作用和无公害的特点,极具开发价值。目前已有栽培种植的相关报道,但是由于蒲公英生命力极强,各种土壤都可生长,耐热、耐寒、耐涝、耐旱,病虫害极少,因此野生品也很丰富。栽培种植前需要深入调研。

【使用注意】

用量过大,可致缓泻。

（三）马齿苋

【别名】

马齿菜、马苋菜、猪母菜、瓜仁菜、瓜子菜、长寿菜、马蛇菜等。

【来源】

为马齿苋科植物马齿苋的全草。夏秋季采收,略蒸或烫后,晒干。生用。

马齿苋子为马齿苋的种子。《开宝本草》称其有明目的作用。

【主产地】

全国各地均产。

【性味归经】

酸、寒,归肝、大肠经。

【主要功用】

清热解毒,凉血止血。用于热毒血痢,痈肿疔疮,湿疹,丹毒,蛇虫咬伤,便血,痔血,崩漏下血。

【典籍摘录】

《本草纲目》:"散血消肿,利肠滑胎,解毒通淋,治产后虚汗。"

《滇南本草》:"益气,清暑热,宽中下气,润肠,消积滞,杀虫,疗疮红肿疼痛。"

《食疗本草》："明目,亦治疳痢。"

【食疗应用】

1. 鲜马齿苋200克捣烂滤汁,加入两个蛋清搅匀,开水冲服,每日1次。

功效:治疗白带过多。

2. 马齿苋粥:鲜马齿苋100克去杂洗净,入沸水中焯片刻,捞出洗去黏液,切碎,起油锅,放马齿苋炒熟,加精盐炒至入味,出锅待用;粳米100克洗净加水煮,待熟时加入炒好的马齿苋再煮片刻,食用。

功效:适用于肠炎、痢疾、泌尿系统感染、疮痈肿毒等食疗。

3. 马齿苋炒鸡蛋:鲜马齿苋嫩茎叶50克,洗净切碎,鸡蛋两个,打碎加马齿苋和适量盐搅拌,起油锅,倒入烹炒至熟即可。

功效:清热解毒,凉血止痢。可用于痢疾的食疗。

4. 马齿苋、蒲公英各15克洗净、水煎,去渣取汁。加入粳米100克煮烂成粥,食用。

功效:清热解毒,可用于附件炎食疗。

5. 鲜马齿苋200克,煎汤外洗。

功效:治疗小儿湿疹、热痱。

【农家巧用】

马齿苋是药食同源植物,并可作兽药和农药。嫩茎叶可作蔬菜,味酸,也是很好的饲料。

【使用注意】

孕妇禁服。《本草经疏》："凡脾胃虚寒,肠滑作泄者勿用;煎饵方中不得与鳖甲同入。"

(四)绿豆

【别名】

青小豆、菉豆、植豆。

【来源】

为豆科草本植物绿豆的成熟种子,在我国已有两千多年的栽培史,作为粮食作物在各地都有种植。

绿豆的皮可单独入药,又名绿豆壳、绿豆衣。甘,寒,无毒。清风热,去目翳,化斑疹,消肿胀。有医家称绿豆入药不去皮,食用去皮。

绿豆芽,即绿豆的芽,为常用菜品,富含维生素和蛋白质,也可入药,味甘性凉,清热消暑,通经脉,解毒利尿。《本草纲目》称其"白美独异,但受湿热郁浥之气,故颇发疮动气,与绿豆之性,稍有不同。"

绿豆叶味苦,气寒,清热解毒。可治吐泻,斑疹,疔疮,疥癣。

绿豆花,甘,微寒。入脾胃二经。解酒毒。主急慢性酒精中毒。

【主产地】

全国各省区多有栽培。

【性味归经】

甘,寒,归心,胃经。

【主要功用】

清热解毒,消暑,利水。用于暑热烦渴,疮毒痈肿等症。可解附子、巴豆毒。可治水肿,小便不利。现代研究发现本品具有抗菌抑菌作用,可降血脂、抗肿瘤、抗过敏、增强食欲、保肝护肾,可用于治疗高血压、糖尿病、中暑、中毒、疮疖。也可用以瘦身减肥。绿豆还有解毒作用,可用于有机磷农药中毒、铅中毒、酒精中毒(醉酒)等的辅助治疗。

【典籍摘录】

《本草纲目》:"厚肠胃。作枕,明目,治头风头痛。除吐逆。治痘毒,利肿胀。"

《开宝本草》:"主丹毒烦热,风疹,热气奔豚,生研绞汁服。亦煮食,消肿下气,压热解毒。"

《随息居饮食谱》:"绿豆甘凉,煮食清胆养胃,解暑止渴,利小便,已泻痢。"

《本经逢原》:"明目。解附子、砒石、诸石药毒。"

【食疗应用】

1. 绿豆 50 克淘洗干净,加水适量,大火煮开 10 分钟,取汤冷后食用。

功效:预防中暑。

2. 绿豆银花汤:绿豆 100 克,金银花 30 克,水煎服。

功效:清热解暑。

3. 百合绿豆汤:绿豆 50 克放入锅中,加入 500 毫升清水,大火烧开,改用小火煮至绿豆开花,放入百合 10 克,继续煮到百合熟烂时,放入冰糖化开即可。

功效:清热安神,解暑。

4. 将鸡蛋 1 个打入碗中开水调成糊状备用。绿豆放入砂锅内,冷水浸泡 10—20 分钟再煮沸,取煮沸绿豆汤冲入鸡蛋糊内饮用,每日早晚各 1 次。

功效:治疗口腔溃疡。

5. 取 50 克绿豆,10 克甘草,加适量红糖煎服。

功效:用于醒酒。

6. 绿豆车前草汤:绿豆 60 克,赤小豆 30 克,车前草 30 克(纱布包),加水煮,服食。

功效:清热解毒,利尿通淋。

【农家巧用】

绿豆有"济世之食谷"之说,是我国人民的传统豆类食物。具有粮食、蔬菜、绿肥和医药等多种用途。但需要注意的是,绿豆并不能包治百病,对于市场上因炒作导致的绿豆价格上涨,一定要有清醒认识,慎防播种单一作物导致经济利益因市场价格大幅波动受到损害。

有研究报道采用生绿豆浆,每次服半碗,可治疗农药中毒;以绿豆 120 克为主的绿豆甘草解毒汤,日夜各服 1 剂(必要时可 6 小时服 1 剂)可用于治疗苯妥英钠中毒、敌敌畏中毒、利眠宁中毒。

绿豆汤也可以用于解家畜中毒。

【使用注意】

性寒凉,素体阳虚、脾胃虚寒、泄泻者慎食。绿豆与鲤鱼、狗肉、榧子壳,不可同食。绿豆忌用铁锅煮。

(五)莲子

【别名】

莲肉、莲实、莲米等。

【来源】

为睡莲科植物莲的干燥成熟种子。秋季果实成熟时采割莲房,取出果实,除去果皮,干燥。

除去莲心者称莲肉,功效略有差异。

莲心即莲子芯,可单独入药,苦、寒,无毒。归心、肾经。可清心火,交通心肾。主治热渴心烦、吐血、心热淋浊、失眠等症。便溏者慎用。

石莲子为老熟的种子,落于淤泥中者为佳品。《本经逢原》称:"石莲子,本莲实老于莲房,堕入淤泥,经久坚黑如石,故以得名。为热毒噤口痢之专药。补助脾阴而涤除热毒,然必兼人参之大力开提胃气,方始克应。若痢久胃气虚寒,口噤不能食,则为戈戟也。"

果壳名莲蓬,入药称莲房,或莲壳,味苦涩,性温。消瘀,止血,去湿。治血多炒炭用,即莲房炭。

【主产地】

广泛分布于全国各地。福建建宁县所产建莲子尤为著名。湘莲、宣莲也是道地药材。

【性味归经】

鲜者甘、涩、平,无毒;干者甘、温涩、无毒,归脾、肾、心经。

【主要功用】

清心养神,醒脾止泻,养心安神明目、益肾固精,滋补元气。主治心烦失眠,脾虚久泻,大便溏泄,久痢,腰疼,男子遗精,妇人赤白带下。还可预防早产、流产、孕妇腰酸。

现代药理研究证实,莲子有镇静、强心、抗衰老等多种作用,且营养十分丰富。

【典籍摘录】

《医林纂要》:"莲子,去心连皮生嚼,最益人,能除烦、止渴、涩精、和血、止梦遗、调寒热。煮食仅治脾泄、久痢、厚肠胃,而交心肾之功减矣。更去皮,则无涩味,其功止于补脾而已。"

《玉楸药解》:"莲子甘平,甚益脾胃,而固涩之性,最宜滑泄之家,遗精便溏,极有良效。"

【食疗应用】

1. 粳米100克煮烂成粥,莲子30克研末加入搅匀煮开,服食。

功效:可补脾益气合中,聪耳明目。

2. 乌鸡莲子汤:乌鸡1只,去毛与内脏,清洗干净,并莲子50克,黄芪20克,当归15克,沙参20克,麦冬10克,生姜5厚片,大红枣9枚,黄酒适量,加入适量水,大火烧开后改小火清炖两小时至肉烂,依口味加盐搅匀出锅。

功效:用于产妇气血脾胃俱虚,失血症尤佳。忌大小茴香。

3. 莲子肉、芡实、扁豆、薏苡仁、山药、白术、茯苓各120克,人参15克(或党参60克),共炒研末。临用时可加适量白糖。每次用15—30克,以温开水冲调服。

功效:可补脾健胃,用于脾虚少食、腹泻、小儿疳积消瘦;肺结核病人肺脾两虚、咳嗽少气等。

4. 乌鸡1只,去毛与内脏,清洗干净,白果6克、莲子20克、生姜3片,加入适量水大火烧开后改小火清炖两小时至肉烂,依口味加盐搅匀出锅。

功效:用于妇科赤白带下或下元虚损致带下量多者食疗。

5. 莲子红枣汤:红枣10枚、莲子50克,用水浸泡至软后捞起清水煮烂食用。

功效:可补血润肤,适用于缺铁性贫血食疗或孕期补铁。

6. 莲子心茶:莲子心2克,生甘草3克。冲入沸水,盖闷10—15

分钟后,代茶频饮。

功效:可清心除烦。用于心火内炽所致的烦躁不眠,兼见手足心热、口渴咽干、口舌糜烂等证。脾虚便溏者慎用。

【农家巧用】

莲在我国已经有千年以上的种植历史。湖泊、水塘等水流平静处均可栽培。适合农家广泛种植。

莲的全身都是宝,莲子、莲子芯、藕节、莲叶、叶柄、莲蕊、莲房(花托)等均可入药,莲藕、莲子、莲叶可食用。莲子,自古以来是公认的老少皆宜的鲜美滋补佳品,可用来配菜、做羹、炖汤、制馅、做糕点等,既可为主材料,也可配伍其他药食。需注意目前莲子作为保健药膳食疗时,一般不弃莲子芯。

根据栽培目的不同,莲分为三大栽培类型,即藕莲、子莲、花莲。以产藕为主的称为藕莲;以产莲子为主的称为子莲;以观赏为主的称为花莲。

【使用注意】

中满痞胀及大便燥结者,忌服。不能与牛奶同服,否则加重便秘。脾虚便溏者不宜用莲子芯。

附:

莲叶

又称荷叶,有鲜荷叶、干荷叶、荷叶炭之分。味苦辛微涩,性凉,归心、肝、脾经。清香升散,具有消暑利湿,健脾升阳,散瘀止血的功效。清热解暑宜生用,散瘀止血宜炒炭用。

体瘦气血虚弱者慎服。孕妇禁用。荷叶粥、荷叶饭、荷叶鸡是日常食用的美味佳肴。

荷叶单方或复方可用于防治家畜中暑,猪、牛、山羊等家畜流产、胎衣不下、缺奶、产后尿涩等。

荷梗

为莲叶叶柄。入药晒干用。微苦,平。入肝、脾、胃经。清暑,宽中理气。用于中暑头昏,胸闷,气滞。

荷叶蒂

荷叶蒂为莲叶的基部,具有清暑去湿,和血安胎的功效。用于治血痢,泄泻,妊娠胎动不安等。

藕

为莲的根茎,味甘,性凉,生者能清热生津,凉血止血,散瘀血。熟用微温,能补益脾胃,益血生肌,止泻固精。用藕制成的藕粉能开胃清热,滋补养颜,预防内出血,是妇孺老幼、体弱多病者的滋补佳品,也是部分手术后患者上好的流质食品。藕也可制成饮料、蜜饯、糖等多种食品,是老幼妇孺及病患者的良好补品。

鲜芦根 60 克,鲜藕 50 克,粳米 50 克,芦根切断去节,水煎取汁约 300 毫升;藕切小块,与粳米同放芦根汁中煮粥,加冰糖服食,可治疗妊娠呕吐。

藕节

为藕的连接部分,性平、味甘涩,药用可止血散瘀,治咳血、吐血、尿血、便血、子宫出血等。止血多炒炭用,名藕节炭。

荷花

荷花不仅适合观赏,而且有一定的药用价值。荷花性温味苦甘,具有活血止血、化瘀止痛、消风祛湿、清心凉血、补脾涩肠、生津止渴等功效。

莲须

莲的干燥雄蕊,甘、涩、平。归心、肾经。固肾涩精,用于遗精滑精,带下,尿频。

(六)黄花菜

【别名】

金针菜、萱草、忘忧草、萱草花、健脑菜、安神菜、绿葱、鹿葱花、萱萼等。

【来源】

根部入药,名萱草,为百合科植物摺叶萱草的根。秋季采挖根,除去残茎,洗净切片晒干。

市售黄花菜为其花蕾,味鲜质嫩,营养丰富。性味甘凉,有止血、消炎、清热、利湿、消食、明目、安神等功效,对吐血、大便带血、小便不通、失眠、乳汁不下等有疗效,可作为病后或产后的调补品。

《本草纲目》载:"今东人采其花而货之,名为黄花菜。"

【主产地】

野生或栽培品产于全国大部分地区。

【性味归经】

甘、平,归心、肝、肾经。

【主要功用】

养血平肝,利尿消肿。

【典籍摘录】

《养生论》:"萱草忘忧。"

《本草求真》:"萱草味甘,而微凉,能去湿利水,除湿通淋,止渴消烦,开胸宽膈,令人心平气和,无有忧郁。"

【食疗应用】

1. 金针苋菜汤:金针菜 30 克、马齿苋 30 克,加水适量煎煮 20 分钟,去渣取汁每日两次,随量饮用。

功效:清热解毒。预防水痘。

2. 黄花瘦肉粥:金针菜、猪瘦肉各约 30 克,糯米适量,共同熬煮呈粥状,再加盐调味即可。

功效:消肿利尿、清热凉血、明目止痛。

【农家巧用】

黄花菜营养价值高,经济效益好,还可以用于花卉观赏、城市绿化,荒山荒坡绿化,河流堤坝固土防沙等。

【使用注意】

鲜金针菜中含有"秋水仙碱",可在体内氧化为"二秋水仙碱",则具有较大的毒性。

（七）苦苣

【别名】

野苣、褊苣、兔仔菜等。

【来源】

为双子叶植物药菊科植物兔仔菜的全草。

【主产地】

分布于中国南部及东北各地,现栽培品见于全国大部分地区。

【性味归经】

味涩性平,归肺、大肠经。

【主要功用】

清热退蒸。

【食疗应用】

嫩苦苣叶 50 克,粳米 100 克,将粳米加水熬粥,待熟前将苦苣洗净,略焯,沥水,切碎,加入粥中,略熬即成,可根据口味加糖食用。

功效:清热去火。

【农家巧用】

苦苣叶是日常常用蔬菜之一,味鲜美,且具清热解毒之功。

苦苣也是一种良好的青绿饲料。猪、鹅、兔、鸭、山羊、绵羊乐食;马、牛少量采食。

【使用注意】

脾胃虚寒者不可食。

（八）木耳菜

【别名】

落葵、胭脂菜、胭脂豆、藤菜、紫角叶等。

【来源】

为落葵科一年生蔓生草本植物。

【主产地】

分布于全国大部分地区。

【性味归经】

味甘、酸,性寒,归大肠经。

【主要功用】

滑肠通便,清热利湿,凉血解毒,活血。用于大便秘结,小便短涩,痢疾,热毒疮疡,跌打损伤等。现代研究发现本品具有解热、抗炎、抗病毒作用。

【典籍摘录】

《本草纲目》:"落葵三月种之,嫩苗可食。五月蔓延,其叶似杏叶而肥厚软滑,作蔬和肉皆宜。",又称:"落葵,甘,微寒,冷滑,利大小肠,脾冷人不可食。"

【食疗应用】

落葵汤:落葵500克,加水煮熟后,以食盐、酱油、醋等调味,食菜饮汤。

功效:用于烦热而又大便燥结者。

【农家巧用】

木耳菜在我国栽培历史悠久,叶似圆形,肥厚,如木耳,是日常常用蔬菜之一。

【使用注意】

脾胃虚寒者不可食。孕妇忌服。

(九)西瓜翠衣

【别名】

西瓜青、西瓜皮、西瓜翠等。

【来源】

为葫芦科植物西瓜的外层果皮。

西瓜的果瓤味甘、性寒,归心、胃、膀胱经,可清热除烦、解暑生津、利尿。

西瓜根叶味淡、微苦、性凉,归大肠经,可清热利湿。

西瓜霜是用未成熟的西瓜皮与皮硝加工制成的白色结晶性粉末。可清热消肿。适用于咽喉肿痛,目赤肿痛及口疮等症。

西瓜子仁为西瓜的种仁,味甘、性平,归肺、大肠经,可清肺化痰,和中润肠。

西瓜子壳为西瓜的种皮。《本草撮要》记载可"治吐血,肠风下血"。

【主产地】

全国各地均有栽培。

【性味归经】

甘,凉,归脾、胃、膀胱经。

【主要功用】

清暑解热,止渴,利小便。治暑热烦渴,小便短少,水肿,口舌生疮。

【典籍摘录】

《要药分剂》:"能解皮肤间热。"

《本草再新》:"能化热除烦,祛风利湿。"

《随息居饮食谱》:"凉惊涤暑。"

【食疗应用】

1. 西瓜皮烧灰,敷患处。

功效:治疗口腔溃疡。

2. 西瓜皮150克,绿豆100克,同煮取汁,加冰糖适量调味。

功效:清热去暑。

3. 新鲜西瓜皮100克,大枣10枚,同煮取汁,代茶饮。

功效:健脾消暑。

4. 西瓜500克,取瓤绞汁,徐徐饮之。

功效:用于胃热伤津,舌燥咽干,心烦口渴。

5. 新鲜西瓜皮100克切小块,鲜荷叶30克切丝,水煎服。

功效:治疗肠热便秘。

【农家巧用】

西瓜是夏季常见瓜果,在食用过程中,人们往往忽视了西瓜皮,也就是西瓜翠衣的功用,往往是一扔了之,既不利于环境卫生,也浪费资源,西瓜皮可用来炒菜、做汤,也可用来制作果脯等小吃。

有研究发现发酵腐烂的西瓜皮还可替代"矾肥水",用作酸性花卉,如米兰、栀子花等的肥料。西瓜皮也可用于鱼饲料的加工制作。

【使用注意】

脾胃虚寒者少食。

(十)苋菜

【别名】

青香苋、红苋菜、野刺苋、米苋、杏菜、荇菜、莹莹菜、人旱菜,米谷菜、云仙菜等。

【来源】

苋科植物苋的茎叶,鲜用或晒干。

苋实为苋的种子,甘、寒,归肝、大肠、膀胱经,可清肝、明目、通便。

苋根辛、微寒,归肝、大肠经,可清热解毒、散瘀止痛,用治痢疾、泄泻、崩漏、痔疮、牙痛、跌打损伤等。

【主产地】

全国各地均有栽培。

【性味归经】

性凉,味微甘,归肺、大肠经。

【主要功用】

清利热湿、凉血止血,止痢。主治赤白痢疾,二便不通,目赤咽痛,鼻衄等病症。

【典籍摘录】

《本草图经》:"紫苋,主气痢;赤苋,主血痢。"

《本草纲目》:"六苋,并利大小肠。治初痢,滑胎。"

《滇南本草》:"治大小便不通,化虫,去寒热,能通血脉,逐瘀血。"

《随息居饮食谱》:"苋通九窍。其实主青盲明目,而苋字从见。"

【食疗应用】

1. 紫苋粳米粥:紫苋菜 120 克,加适量水煮,去渣取汁,之后加粳米 60 克,煮烂成粥,食用。

功效:产后赤白痢或湿热泻痢的食疗。

2. 苋菜 500 克,用食油煸炒,调以食盐、醋、大蒜(拍碎、切细),随量佐餐食。

功效:开胃,促进食欲,并可用于痢疾、湿热腹泻食疗。

3. 苋菜 60 克,蕹菜 100 克,切碎,开水冲泡代茶饮。

功效:用于尿道感染食疗方。

【农家巧用】

苋菜是常见蔬菜,味道鲜美,且有一定的食疗价值,嫩茎叶多炒食,梗可腌制,新鲜苋菜梗经多年发酵腌制后制成的卤汁是生产臭豆腐的上好原材料。

【使用注意】

脾弱便溏者慎服。

《本草求原》:"脾弱易泻勿用。恶蕨粉。"

《随息居饮食谱》:"痧胀滑泻者忌之。"

(十一)橄榄

【别名】

青果、橄榄子、忠果、谏果、白榄、黄榄等。

【来源】

为木樨科植物橄榄的果实。

橄榄仁为橄榄的种仁,甘、平,归肺、脾、胃经,可润燥、醒酒、解毒。

橄榄露为橄榄果实的蒸馏液,味甘、酸、涩,性平,归肺、胃、大肠经,可清解热毒、生津利咽。

橄榄核为橄榄的果核,甘、涩、温,归肝、胃、大肠经,可解毒、敛疮、止血、利气。

橄榄根微苦、平,可祛风湿、舒筋络、利咽喉。

【主产地】

分布于我国四川、云南、广东、广西、福建、台湾等地。

【性味归经】

味甘、酸、涩,性平,归肺、脾、胃、肝经。

【主要功用】

清肺利咽,用于咽喉肿痛,咳嗽吐血;生津止渴,用于治疗烦渴;解河豚毒及酒毒宿醉。

【典籍摘录】

《滇南本草》:"治一切喉火上炎,大头瘟症。能解湿热、祛湿,生津止渴,利痰,解鱼毒、酒、积滞。"

《本草再新》:"平肝开胃,润肺滋阴,消痰理气,止咳嗽,治吐血。"

《本草纲目》:"治咽喉痛,咀嚼咽汁,能解一切鱼蟹毒。"

【食疗应用】

1. 橄榄 10 枚,水煎服。

功效:醒酒。

2. 橄榄 10 枚,捣汁或煎浓汤饮。

功效:治河豚鱼蟹诸毒,诸鱼骨鲠。

3. 橄榄 10 枚,炒焦研末,猪油调匀涂抹。

功效:治疗唇裂生疮。

4. 橄榄 20 克,生地、玄参、麦冬各 10 克,煎汤代茶饮。

功效:治疗咽喉肿痛。

5. 鲜橄榄 5 枚,鲜白萝卜 50 克,共煮代茶饮,连服数天。

功效:治疗咳嗽。

6. 鲜橄榄 100 克,捣烂,加适量水煎至液体呈青色,敷患处。

功效:治疗湿疹。

7. 橄榄 2 枚,含口内嚼,徐咽其汁,每日 3 次。

功效:治疗咽喉炎。

8. 橄榄核 100 克炒黄研末,芝麻油调涂局部。

功效:治耳、足冻疮。

【农家巧用】

橄榄是著名的亚热带特产果树,果实可供鲜食或加工成各类食品,多用于美容保健领域。油橄榄可榨油,营养价值高,经济效益好。

橄榄栽培需时长,一般 7 年挂果,25 年后显著增产。

【使用注意】

表证初起者慎用,脾胃虚寒及大便秘结者慎服。

(十二) 荸荠

【别名】

凫茈、马蹄、水芋、乌芋、乌茨、地栗、红慈菇、马薯等。

【来源】

为莎草科植物荸荠的球茎,鲜用或风干。

【主产地】

栽培品见于全国大部分地区。

【性味归经】

味甘、性寒,归肺、胃经。

【主要功用】

清热生津,用于温病口渴、咽喉肿痛、消渴;化痰消积,用于痰热咳嗽、食积、黄疸;并可用于目赤、痢疾、热淋。

【典籍摘录】

《名医别录》:"主消渴,痹热,热中,益气。"

《本草再新》:"清心降火,补肺凉肝,消食化痰,破积滞,利脓血。"

《日华子本草》:"开胃下食。"

【食疗应用】

1. 荸荠 120 克洗净,绞汁冷服。

功效:治咽喉肿痛。

2. 荸荠 90 克,桎柳叶 15 克(或鲜枝叶 30 克),水煎服。

功效:适用于麻疹透发不快。

3. 荸荠排骨汤:荸荠 250 克去皮洗净,排骨 250 克,洗净,共入砂锅,加适量水大火烧开,小火煮至肉烂,加适量盐、芝麻油,食用。

功效:糖尿病食疗方。

4. 荸荠酒:荸荠 60 克,捣烂绞取汁液,加入米酒 1 杯煎热,空腹服。

功效:治疗痔疮便血。

5. 鲜荸荠 120 克、鲜萝卜 250 克,麦门冬 15 克,水煎服。

功效:治疗秋季咽干咳嗽。

6. 荸荠炒炭存性,研末涂于局部。

功效:治小儿口疮。

7. 荸荠切片,覆于局部。

功效:治疗寻常疣。

【农家巧用】

荸荠既可作为水果,又可算作蔬菜,是大众喜爱的食品。需注意由于荸荠生长在泥中,外皮和内部都有可能附着较多的细菌和寄生虫,一定要洗净煮透方可食用。

【使用注意】

虚寒及血虚者慎服。

《本经逢原》:"虚劳咳嗽切禁。以其峻削肺气,兼耗营血,故孕妇血竭忌之。"

《随息居饮食谱》:"中气虚寒者忌之。"

第4章

祛风、利水、渗湿、化湿类本草

一、桑寄生

【别名】

寄生、寓木等。

【来源】

为桑寄生科常绿小灌木植物桑寄生的带叶茎枝,生用。植物可寄生于桑、槐、榆、木棉、朴等树上,以寄生于桑上者为佳品。《滇南本草》称:"生槐树者,主治大肠下血、肠风带血、痔漏。生桑树者,治筋骨疼痛,走筋络,风寒湿痹。生花椒树者,治脾胃寒冷,呕吐恶心翻胃;又用治梅疮毒,妇人下元虚寒或崩漏。"

【主产地】

产于福建、台湾、广东、广西、云南等地。

【性味归经】

苦、甘、平,归肝、肾经。

【主要功用】

祛风湿,补肝肾,强筋骨,用于风湿痹痛,腰膝酸痛等。安胎,用于胎漏下血、胎动不安。

【典籍摘录】

《神农本草经》:"主腰痛,小儿背强,痈肿,安胎,充肌肤,坚发、齿,长须眉。"

《名医别录》:"主金疮,去痹,女子崩中,内伤不足,产后余疾,下乳汁。"

《生草药性备要》:"消热,滋补,追风。养血散热,作茶饮,舒筋活络。"

【现代应用】

现代研究表明本品具有抗菌、抗病毒、镇静、利尿作用。对心血管系统有降压、舒张冠脉、增加冠脉流量、抗血栓等作用。可用于治疗冠心病、心绞痛、心律失常、高血压,还可用于治疗冻伤等疾病。

【食疗应用】

1. 桑寄生煮鸡蛋:鸡蛋两个,桑寄生 30 克,洗净,同放入锅内,加适量清水大火烧开,改小火煮 5 分钟,待鸡蛋熟后,捞出鸡蛋,剥去外壳,将鸡蛋再放入锅中煮 5 分钟即成,吃蛋饮汤。

功效:强筋壮骨,适用于坐骨神经痛或老年性腰腿疼痛。

2. 桑寄生鸡蛋红糖水:莲子 20 克、桑寄生 15 克洗净,莲子去芯,上述加水两碗小火煮 20 分钟,鸡蛋两枚煮熟去壳,下锅同煮 10 分钟,加糖略煮即可。

功效:补气养血,用于产后食疗。

3. 桑寄生鱼头汤:草鱼头一个,去鳃洗净,桑寄生 20 克,川芎 9 克,红枣 20 克,姜 5 克,入砂锅内加适量水,大火煮开后,小火煮 2 小时,加盐调味即可。

功效:活血补血顺气,可用于气滞血瘀偏头痛食疗。

4. 桑寄生茶:桑寄生干品 15 克,煎煮 15 分钟后饮用,代茶饮。

功效:用于高血压。

5. 桑寄生酒:桑寄生 10 克洗净晾干,加入白酒适量浸泡,适量饮用。

功效:祛湿通络。适用于风湿侵袭下肢的腰腿痛。

二、五加皮

【别名】

南五加皮、五谷皮、红五加皮等。

【来源】

为五加科落叶小灌木细柱五加的根皮。切厚片生用。

五加果,南五加果,为五加科植物细柱五加和无梗五加的果实。味甘微苦,性温。补肝肾,强筋骨。主肝肾虚,小儿行迟,筋骨痿软。阴虚火旺者慎服。

【主产地】

主产于湖北、河南、安徽、四川等地。

【性味归经】

辛、苦,温,归肝、肾经。

【主要功用】

祛风湿,用于风湿痹痛,四肢拘挛。补肝肾,强筋骨,用于肝肾不足,腰膝软弱及小儿行迟等。

【典籍摘录】

《本草纲目》:"治风湿痿痹,壮筋骨。"

《药性论》:"能破逐恶风血,四肢不遂,贼风伤人,软脚,瘠腰,主多年瘀血在皮肌,治痹湿内不足,主虚羸,小儿三岁不能行。"

《日华子本草》:"明目,下气,治中风骨节挛急,补五劳七伤。"

【现代应用】

现代研究表明本品具有抗炎抑菌、解热镇痛、增强免疫功能、抗胃溃疡、抗肿瘤、性激素样作用等。

【食疗应用】

五加皮酒:五加皮 50 克,当归 45 克,牛膝 75 克,洗净晾干,入砂锅内同煎 40 分钟,然后去渣取汁,兑入 1000 毫升高粱米酒中,每次10—30 毫升,每日早晚两次,将酒温热服用。

功效:散风祛湿,和血养血,主强肝肾,益腰膝,用于风湿痹痛。

【农家巧用】

可用于治疗牲畜风湿、产后疾病等。

近年来,随着中药材价格的调整,五加皮与刺五加价格暴涨,带动了药农的积极性。但在种植过程中一定要鉴别类似药材的不同品种与品质。

【使用注意】

阴虚火旺者慎服。

注意本品与香加皮和刺五加皮的区别。2005 年《中国药典》名列这三种药材为不同品种。香加皮是萝摩科植物杠柳的干燥根皮，又称北五加,属有毒药材,不可混用。刺五加皮为五加科植物刺五加的干燥根皮、根茎或茎。

附:刺五加

刺五加原主产于东北,功用侧重于益气健脾,补肾安神,多用于脾肾阳虚,体虚乏力,食欲不振,腰膝酸痛,失眠多梦等。阴虚火旺者忌用。现代研究发现刺五加还具有抗疲劳、抗衰老等作用,用于治疗黄褐斑、低血压、足跟痛等。刺五加开发应用的范围比较广泛,包括片剂、注射液等药品均有广泛应用。

刺五加五味子茶:刺五加 15 克,五味子 6 克,同置茶杯内,冲入开水,加盖闷 15 分钟,代茶饮。可以补肾强志,养心安神。适用于腰膝酸痛,神疲乏力,失眠健忘,注意力难以集中等症。

凉拌五加叶:嫩五加叶 250 克开水中略焯,配以精盐、味精、蒜、麻油拌匀制成。含有丰富的胡萝卜素、维生素 C,有增强防病能力的作用,强身健体。

五加叶鸡蛋汤:烧适量开水,加嫩五加叶 150 克,鸡蛋两只打散做汤,配以精盐、味精、葱、素油调味制成。适用于体虚、咽痛、目赤、风疹等病症。

三、木瓜

【别名】

贴梗海棠、铁脚梨、皱皮木瓜、宣木瓜等。

【来源】

为蔷薇科植物贴梗海棠的干燥近成熟果实。夏、秋二季果实绿黄时采收,置沸水中烫至外皮灰白色,对半纵剖,晒干,生用。以质坚实、味酸者为佳。

木瓜根为贴梗海棠的根,味酸涩,性温,无毒,归肝、脾经,可祛湿舒筋。主霍乱,脚气,风湿痹痛,肢体麻木。

木瓜核为贴梗海棠的种子,别名木瓜子,味酸、苦,性温,归心、大肠经,可祛湿舒筋,主霍乱烦躁气急。

木瓜枝为贴梗海棠的枝叶。味酸涩,性温,无毒,归肝、脾经,可祛湿舒筋,主霍乱,腹痛转筋。

【主产地】

栽培或野生品分布于华东、华中及西南各地。主产安徽、浙江、湖北、四川等地。此外,湖南、福建、河南、陕西、江苏亦产。安徽产者称"宣木瓜",质量较好。

【性味归经】

酸,温,归肝、脾经。

【主要功用】

舒筋活络,用于风湿痹痛,筋脉拘挛,脚气肿痛。化湿和胃,用于吐泻转筋。本品尚有消食作用,可用于消化不良证。

【典籍摘录】

《本草纲目》:"津润味不木者为木瓜。圆,小于木瓜,味木而酢涩者为木桃。似木瓜而无鼻,大于木桃味涩者为木李。"

《日华子本草》:"止吐泻奔豚及脚气水肿,冷热痢,心腹痛,疗渴。"

《本草拾遗》:"下冷气,强筋骨,消食,止水痢后渴不止,作饮服之。"

【现代应用】

现代研究表明本品具有保肝、抗菌、抗肿瘤、抗炎、免疫抑制等作用。

【食疗应用】

1. 木瓜 10 克,西瓜翠衣,丝瓜各 15 克,生姜皮 5 克,水煎服。

功效:用于水肿、小便不利。

2. 木瓜 20 克,水煎,分两次服,每日 1 剂。

功效:治疗荨麻疹。

3. 木瓜 15 克,薏苡仁 30 克,加水煮至薏苡仁烂熟时,加白糖 1 匙调食。

功效:适用于风湿腰腿、关节疼痛。

4. 木瓜适量切碎,加水酒各半,煮烂捣如泥,趁热贴于患处。

功效:治疗脚痉挛痛。

5. 刀豆木瓜肉片汤:刀豆 50 克、木瓜 100 克洗净切片,二者入砂锅,加适量水,煮 30 分钟,加黄酒适量,加葱花、姜末、精盐,佐餐。

功效:预防乳腺小叶增生。

【农家巧用】

木瓜的不同品种,以及相类似植物种类繁多复杂,不同品种的用途和经济价值各异。药用木瓜特指蔷薇科植物贴梗海棠的果实,要注意与木李、毛木桃(木桃)、番木瓜等的区别,在选择栽种前一定要认真鉴别。

【使用注意】

不可多食,损齿及骨。胃酸过多者不宜用。忌铅、铁。不宜鲜食。

下部腰膝无力,由于精血虚、真阴不足者不宜用。伤食脾胃未虚、积滞多者,不宜用。

四、丝瓜络

【别名】

天萝筋、丝瓜网、丝瓜壳、瓜络、絮瓜瓤、天罗线、丝瓜筋、千层楼等。

【来源】

葫芦科植物丝瓜的干燥成熟果实的维管束。果实完全成熟后除去种子、果肉及外皮,洗净,晒干。外用炒炭研末。

丝瓜蒂为葫芦科植物丝瓜或粤丝瓜的瓜蒂。味苦,性微寒,可清热解毒、化痰定惊。主痘疮不起,咽喉肿痛,癫狂,痫证。

丝瓜花味甘、微苦,性寒。清热解毒,化痰止咳。主治肺热咳嗽、咽痛、鼻窦炎、疔疮肿毒、痔疮。

丝瓜皮味甘、性凉。清热解毒,主金疮,痈肿,疔疮,坐板疮。

丝瓜藤味苦,性微寒,归心、脾、肾经。舒筋活血,止咳化痰,解毒杀虫。治疗腰膝酸痛,肢体麻木,月经不调,咳嗽痰多,鼻窦炎,龋齿。

丝瓜叶味苦、性微寒。清热解毒,祛暑,止血。治疗痈疽、疔肿、疮癣、蛇咬、烫伤、咽喉肿痛、创伤出血、暑热烦渴。

丝瓜子味微甘,性平。清热化痰,润燥,驱虫。用于咳嗽痰多,蛔虫病,便秘。

丝瓜根味甘微苦,性寒。活血通络,清热解毒。用于偏头痛、腰痛、痹证、乳腺炎、鼻炎、鼻窦炎、喉风肿痛、肠风下血、痔漏。

天萝水,又名丝瓜水,为葫芦科植物丝瓜或粤丝瓜的茎中之汁。取丝瓜地上茎切断,将切口插入瓶中,放置一昼夜,即得。"可消痰火,解毒,兼清内热,治肺痈、肺痿。"

【主产地】

全国各地均有栽培。

【性味归经】

甘,平,归肺、胃、肝经。

【主要功用】

通络,活血,祛风。用于痹痛拘挛,胸胁胀痛,乳汁不通。

【典籍摘录】

《本草纲目》:"能通人脉络脏腑,而祛风解毒,消肿化痰,祛痛杀虫,及治诸血病也。"

《本草再新》:"通经络,和血脉,化痰顺气。"

《分类草药性》:"治乳肿疼痛,火煅存性冲酒服。研末调香油涂汤火伤。"

【鲜品偏方】

1. 鲜丝瓜 1 个,捣烂后敷在患处,然后用纱布包扎,每天换药 1 次。

功效:治皮肤疖肿。

2. 嫩丝瓜洗净捣烂挤汁,加入适量冰糖。每次 9 克,每天 3 次。

功效:治疗咽喉炎。

3. 鲜丝瓜叶 1 把,捣烂挤汁,加入少许水,涂抹患部。

功效:治疗荨麻疹。

【食疗应用】

1. 丝瓜络猪蹄汤:丝瓜络 30 克,无花果 60 克,猪蹄一个,加水适量共煮食用。

功效:治疗乳少不通。

2. 丝瓜络 60 克,水煎,熏洗患处。

功效:治疗湿疹。

3. 丝瓜花 30 克,槐花 15 克,水煎服,每天 1 次。

功效:治疗痔疮引起的大便带血。

4. 老丝瓜烧成炭,研成细末,撒在鞋中,赤脚连穿半月。

功效:治脚汗过多。

5. 干丝瓜藤洗净熬水,代茶饮。

功效:治乳少不通。

【农家巧用】

丝瓜是农家大量种植和食用的农作物,丝瓜全株均可入药,其鲜嫩果实为常用蔬菜,《学圃杂疏》中称:"丝瓜,北种为佳,以细长而嫩者为美。性寒,无毒,有云多食之能萎阳,北人时唉之,殊不尔。"

丝瓜价格普遍偏低,若经过加工生产出新的保健产品,将有助于开拓商机,增加农民收益。目前已有丝瓜水、面膜、丝瓜络鞋垫等产品开发,还可应用于洗浴、足部保健、装饰、玩具、坐垫等领域。

【使用注意】

《滇南本草》:"不宜多食,损命门相火,令人倒阳不举。"

《本经逢原》:"丝瓜嫩者寒滑,多食泻人。"

五、茯苓

【别名】

云苓、茯菟、松腴、松薯、松木薯、松苓等。

【来源】

为多孔菌科真菌茯苓的干燥菌核,生于松树根上。根据加工炮制方法不同可分为茯苓干、茯苓皮和茯苓块。

白茯苓表面为白色至类白色,略粗糙或平坦,质地坚硬,功效重在健脾渗湿。

赤茯苓形同白茯苓。表面为淡棕红色至棕褐色,功效重在渗利湿热。陶弘景称:"茯苓,白色者补,赤色者利。"

茯苓皮为茯苓菌核的外皮。味甘、淡,性平,归肾、膀胱经,可利水消肿,主水湿肿满,小便不利。

茯神为茯苓块中穿有坚实细松根者。味甘、淡,性平,归心、脾经。宁心、安神、利水。用于心虚惊悸,健忘,失眠,惊痫,小便不利。

茯神木为茯苓中间生长的松木。甘,平,无毒。可平肝安神。治惊悸健忘,中风不语,脚气转筋。

茯苓霜是把新鲜茯苓打成粉,脱水风干之后留下的霜状结晶物质。可润泽肌肤、延年益寿,是女性保健佳品。

【主产地】

分布于全国大部分地区。

【性味归经】

甘、淡,平,归心、肺、脾、肾经。

【主要功用】

利水渗湿,用于小便不利,水肿及停饮等水湿证。健脾止泻,用于脾虚证。宁心安神,用于心悸,失眠。

【典籍摘录】

《名医别录》:"止消渴,好唾,大腹,淋沥,膈中痰水,水肿淋结。开胸腑,调脏气,伐肾邪,长阴,益气力,保神守中。"

《药性论》:"开胃,止呕逆,善安心神。主肺痿痰壅。治小儿惊痫,心腹胀满,妇人热淋。"

《日华子本草》:"补五劳七伤,安胎,暖腰膝,开心益智,止健忘。"

【现代应用】

本品具有利尿、增强免疫功能、抗肿瘤、镇静、保肝、抗炎、降血糖、抑菌等作用。茯苓被《神农本草经》列为上品,称"久服安魂养神,不饥延年"。目前广泛应用于医疗、保健、美容、食品等众多领域。据统计,以茯苓为原料的中成药多达293种,以茯苓为原料的多种保健食品、功能食品深受市场欢迎。由于茯苓应用范围广、用量大,被誉为中药中的"八珍"之一。

【食疗应用】

1. 茯苓膏:白茯苓500克研为细末,以水漂去浮者,取下沉者,反复3次,再为细末,拌1000克白蜜和匀,加热熬至滴水成珠即可。每日两次,每次12—15克,白开水送服。

功效:治疗老年性浮肿。

2. 茯苓陈皮姜汁茶:茯苓25克,陈皮5克,水煎,饮服时加入生姜汁10滴。

功效:健脾和胃,用于妊娠呕吐。

3. 茯苓栗子粥:茯苓15克,栗子25克,大枣10个,粳米100克。加水先煮栗子、大枣、粳米;茯苓研末,待米半熟时徐徐加入,搅匀,煮至栗子熟透。可加糖调味食用。

功效:治疗脾胃虚弱所致饮食减少,便溏腹泻。

4. 茯苓 50 克,防己 30 克,牛膝 30 克,煎 3 次去渣留汁,猪蹄 1 斤炖熟,分两餐食用,连服 7 天。

功效:治疗风湿关节炎。

5. 茯苓麦冬粥:茯苓、麦冬各 15 克,粟米 100 克。粟米加水煮粥,二药水煎取浓汁,待米半熟时加入,一同煮熟食用。

功效:用于心阴不足,心胸烦热,惊悸失眠,口干舌燥。

6. 茯苓薏苡仁粥:茯苓 15 克,薏苡仁 60 克。共研细粉,放入锅中,加水适量,煮熟食用。

功效:用于咳嗽痰多,胸膈痞满或风湿性关节肿痛者。

7. 茯苓芝麻粉:茯苓、芝麻(黑芝麻为佳)各等份。先将茯苓研成细末,过筛去杂质。另将芝麻炒熟,冷后研细粉。将二者混匀,贮存瓷缸内。每天早晚各取 20—30 克,用白水(或糖水)冲服。

功效:延迟衰老,预防老年痴呆、记忆衰退等。

【使用注意】

阴虚而无湿热、虚寒滑精、气虚下陷者慎服。恶白蔹。畏牡蒙、地榆、雄黄、秦艽、龟甲。

《药性论》:"忌米醋。"

《医学启源》:"如小便利,或数服之,则损人目;如汗多人服之,损元气,夭人寿。"

《本草经疏》:"病人肾虚,小水自利或不禁或虚寒精清滑,皆不得服。"

《得配本草》:"气虚下陷、水涸口干俱禁用。"

六、冬葵子

【别名】

葵子、葵菜子等。

【来源】

为锦葵科植物冬葵的种子。以颗粒饱满、干燥无杂质者为佳。《本草纲目·草五·葵》中称："六七月种者为秋葵,八九月种者为冬葵。"

冬葵的嫩叶或茎叶又称葵菜、滑菜、冬寒菜、冬苋菜。可食用,也可入药,甘,寒,归肺、肝、胆经。清热利湿,滑肠通便,治肺热咳嗽,热毒下痢,黄疸,二便不通,丹毒,金疮。

冬葵根也可入药,具有清热利水解毒之功。

【主产地】

野生和栽培品分布于我国各地。

【性味归经】

甘,寒,归大肠、小肠、膀胱经。

【主要功用】

利尿通淋,下乳通肠。用于水肿,淋证,乳汁不行,乳房胀痛,肠燥便秘。

【典籍摘录】

《本草纲目》:"葵,气味俱薄,淡滑为阳,故能利窍通乳,消肿滑胎也,其根叶与子,功用相同。通大便,消水气,滑胎,治痢。"

《本草衍义》:"患痈疖毒热内攻,未出脓者,水吞三、五枚,遂作窍,脓出。"

《药性论》:"治五淋,主妊肿,下乳汁。"

【食疗应用】

1. 冬葵子 10 克研末加入乳汁 10 毫升,调和服用。

功效:治疗大便不通。

2. 葵菜粥:粳米适量淘净,加水煮粥;冬葵 250 克,撕碎,待米将熟时,放入同煮至粳米烂熟即成。食用时,可稍加食盐调味。

功效:肺燥所致咳嗽、咽喉干痛的食疗。

3. 冬葵扁豆粥:扁豆 60 克,粳米 100 克,加水煮粥,近熟时放入冬葵 250 克共煮熟。分两次食用。

功效:用于女性湿热带下,白带增多。

【使用注意】

气虚下陷;脾虚肠滑者忌服,孕妇慎服。

七、车前子

【别名】

车前实、蛤蟆衣子、猪耳朵穗子、凤眼前仁等。

【来源】

为车前科多年生草本植物车前或平车前的成熟种子。生用偏于利水渗湿,盐水炙用偏于补肝肾、明目。炒车前子用于渗湿止泻,祛痰止咳。

车前草全草也可入药,称车前草或车前,晒干生用,性甘,味寒,归肝、肾、肺、小肠经。可清热解毒,用于热淋涩痛,暑湿泻痢,痈肿疮毒;凉血,用于吐血衄血;祛痰,用于痰热咳嗽;利尿,用于水肿尿少。

【主产地】

分布于全国各地。主产于河北、辽宁、山西、四川等地。

【性味归经】

甘,微寒,归肝、肾、肺、小肠经。

【主要功用】

利尿通淋,用于小便不利,水肿,淋症。渗湿止泻,用于暑湿泄泻。清肝明目,用于目赤,内障,视物昏暗。清肺化痰,用于痰热咳嗽。

【典籍摘录】

《药性论》:"能祛风毒,肝中风热,毒风冲眼,目赤痛,障翳,脑痛泪出,去心胸烦热。"

《名医别录》:"男子伤中,女子淋沥,不欲食。养肺强阴益精。明目疗赤痛。"

《雷公炮制药性解》："主淋沥癃闭,阴茎肿痛,湿疮,泄泻,赤白带浊,血闭难产。"

【现代应用】

现代研究表明本品具有利尿、抗菌、祛痰、镇咳、抗炎等作用。

【鲜品偏方】

1. 鲜车前草 400 克洗净,加适量水煮 20 分钟,代茶饮。

功效:用于辅助治疗前列腺炎。

2. 鲜车前草 30—60 克,水煎 2 次,首次加水 300 毫升,煎至 150 毫升;第二次加水 200 毫升,煎至 100 毫升,两次药液混合,每次加白酒 5 毫升同服。

功效:治疗流行性腮腺炎。

【食疗应用】

1. 车前子茶:车前子 10 克,水煎两次,代茶饮。

功效:辅助治疗湿热型高血压病。

2. 车前草根 10 克洗净捣烂,将糯米淘米水烧开兑服。

功效:治疗湿热带下,白带过多。

3. 车前草、当归各 60 克,麻黄 10 克。浓煎至 200 毫升。14 岁以下服 100 毫升,14 岁以上服 200 毫升。

功效:治疗小儿遗尿症。

4. 车前蚕砂薏苡仁粥:车前子 15 克(布包),蚕砂 9 克(布包),加水煎取汁液,之后与 30 克薏苡仁一起煮成稀粥食用。

功效:清热解毒,化浊利湿。

5. 车前叶 50 克绞汁服用。

功效:治疗鼻出血。

6. 车前子 30 克,放入纱布袋,加适量水煎 20 分钟,代茶饮。

功效:治疗痛风。

【农家巧用】

车前草是常见的田间杂草,同时也是常用中草药,因此在综合治理的同时也可以巧妙加以利用。

【使用注意】

精滑不固者及内无湿热者,禁服。

《本草经疏》:"内伤劳倦、阳气下陷之病,皆不当用,肾气虚脱者,忌与淡渗药同用。"

《本草汇言》:"肾虚寒者尤宜忌之。"

八、地肤子

【别名】

地葵、益明、落帚子、竹帚子、千头子等。

【来源】

藜科地肤属植物地肤果实种子名为地肤子。果实及全草均入药。

其茎叶名地肤苗或扫帚苗,可入药,亦可食用。味苦,性寒,可清热解毒,利尿通淋。

【主产地】

野生或栽培品广泛分布于全国。主产于河北、河南、江苏、山东等地。

【性味归经】

辛、苦,寒,归肾、膀胱经。

【主要功用】

清热利湿,解毒利尿,祛风止痒。用于小便涩痛,阴痒带下,风疹,湿疹,皮肤瘙痒。

【典籍摘录】

《名医别录》:"去皮肤中热气,散恶疮,疝瘕,强阴,使人润泽。"

《本草备要》:"益精强阴,除虚热,利小便而通淋。"

《本草原始》:"去皮肤中积热,除皮肤外湿痒。"

【现代应用】

现代研究发现本品具有抗皮肤真菌作用和利尿作用。

【鲜品偏方】

1. 凉拌地肤苗:春季采地肤嫩茎叶,洗净放开水中略焯,加入盐、味精、芝麻油等拌匀食用。

功效:清热解毒、利尿消肿。

2. 地肤苗粥:粳米 100 克加水适量,煮烂成粥,待熟前,将 10 克地肤嫩茎叶,洗净切碎,撒入粥中略煮熟即可食用。

功效:清热利湿止痒。

【食疗应用】

1. 地肤子 30 克,地榆 15 克,石榴皮 6 克,水煎,一日分 2—3 次服用。

功效:治疗肠炎腹泻。

2. 地肤子 15 克,车前子 9 克,炒研末,和米汤服用。

功效:治疗雀目夜盲。

3. 地肤子炒后研细末,每次服用 3—5 克,用白酒送下。

功效:辅助治疗疝气。

【农家巧用】

地肤嫩茎叶可食,蒸、炒、凉拌、做汤等均可,茎叶、果实、种子都可入药,茎老后可以做扫帚。扫帚苗的植株可用于布置花篱、花坛,可修剪成各种造型作为点缀。

【使用注意】

《本草备要》:"恶螵蛸。"

九、通草

【别名】

寇脱、通大海、泡通、五加风、宽肠、大通塔、大木通、通花根、大通草、白通草、方通等。

【来源】

五加科植物通脱木的干燥茎髓。秋季采收,取地上茎,截成段,趁鲜时取出茎髓,理直,晒干。加工制成的方形薄片,称方通草;修切下来的边条,称丝通草。

【主产地】

分布于西南及陕西、江苏、安徽、浙江、江西、福建、台湾、湖北、湖南、广东、广西等地。

【性味归经】

甘、淡,微寒,归肺、胃经。

【主要功用】

清热利尿,通气下乳。用于湿热尿赤,淋病涩痛,水肿尿少,乳汁不下。

【典籍摘录】

《日华子本草》:"明目,退热,催生,下胞,下乳。"

《医学启源》:"通阴窍涩不利,利小便,除水肿,癃闭,治五淋。"

《本草图经》:"利小便,兼解诸药毒。"

【现代应用】

现代研究表明本品有利尿作用,可促进乳汁分泌,并具有一定的调节免疫和抗氧化作用。通草现常用于产后通乳。

【食疗应用】

1. 鲫鱼通草汤:通草30克,鲫鱼1条(约150克),炖汤食用。

功效:用于产后乳汁不通的食疗。

2. 对虾通草丝瓜汤:对虾2只,通草6克,丝瓜络10克,收拾干净,入锅加水煎汤,下入葱、姜、盐,中火煎煮将熟时,放入芝麻油,烧开即成。

功效:可治疗因气血阻滞、经络不通引起的乳汁不通。

3. 猪蹄通草粥:猪蹄1个煎取浓汤,通草30克,漏芦15克煎取汁,相合后加粳米100克煮烂成粥,将熟时,放入葱白稍煮即可。

功效:用于产后乳汁不通或乳汁不足。

【使用注意】

气阴两虚,内无湿热及孕妇禁服。中寒者勿服。

《本草经疏》:"虚脱人禁用,孕妇人勿服。"

《本草汇言》:"阴阳两虚者禁用。"

十、藿香

【别名】

土藿香、绿荷荷、八蒿、鸡苏、水麻叶等。

【来源】

为唇形科植物藿香和广藿香的地上部分,阴干。生用或鲜用。

单用老茎者,药材名藿梗,侧重化湿作用。

藿香根也可入药,《分类草药性》称可"治霍乱吐泻,血气痛,发表"。

藿香露为藿香茎叶蒸馏所得的芳香水。《中药成方配本》中称其:"芳香宣浊。治暑湿气滞,胸闷呕恶。"

【主产地】

野生或栽培品分布于全国大部分地区。

【性味归经】

辛,微温,归脾、胃、肺经。

【主要功用】

芳香化湿,用于湿阻中焦证。解暑发表,用于暑湿证及湿温初起。止呕,用于呕吐。本品既能化湿,又能和中止呕。

【典籍摘录】

《名医别录》:"疗风水毒肿,去恶气,疗霍乱、心痛。"

《本草图经》:"治脾胃吐逆,为最要之药。"

《本草述》:"散寒湿、暑湿、郁热、湿热。治外感寒邪,内伤饮食,或饮食伤冷湿滞,山风瘴气,不服水土,寒热作疟等症。"

【现代应用】

现代研究发现本品可缓解胃肠痉挛、促进胃液分泌、止泻,并具有抗真菌、抗病毒、抗钩端螺旋体、镇痛、镇吐等作用。藿香正气是目前最常用的解暑祛湿类药,有口服液、胶囊、滴丸、片剂等多种剂型。

【鲜品偏方】

1. 凉拌藿香:藿香鲜嫩叶 250 克,洗净,开水略焯,沥干,切段,放入调盆,加适量盐、鸡精、芝麻油拌匀即可。

功效:解表散邪,利湿除风,清热止渴。

2. 藿香粥:鲜藿香叶 25 克,洗净煎汁,去渣,粳米 100 克加水煮成粥,兑入藿香汁再煮开即可,可加入适量白糖调味。

功效:芳香化湿,和中止呕。

【食疗应用】

1. 藿香洗净,煎汤,时时含漱。

功效:祛除口臭。

2. 藿香姜枣饮:藿香叶 10 克、姜 3 片、红枣 3 枚洗净;加适量水共煮 20 分钟即成。

功效:适用于脾胃虚弱所致呕吐、胸脘痞闷、食欲不佳等。

3. 扁豆花藿香饮:扁豆花 20 克,藿香 12 克,金银花 10 克,白糖适量。将扁豆花、藿香、金银花洗净,加水适量煎煮,以白糖调味即可饮服。

功效:治疗热伤风。

【农家巧用】

藿香是目前常用香料之一,与薰衣草、迷迭香、百里香齐名。用于化妆品、精油、香精、香皂、饮料等的制造,其萃炼物、干花叶常用于芳香美容保健。

藿香叶可以用作餐饮调料或食用,藿香芽苗菜可以食用。

藿香正气水也可用于治疗禽畜中暑、腹泻等疾病。

【使用注意】

阴虚火旺、邪实便秘者禁服。因藿香正气制剂含酒精,驾车前慎服。

《本草经疏》:"阴虚火旺,胃弱欲呕及胃热作呕,中焦火盛热极,温病热病,阳明胃家邪实作呕作胀,法并禁用。"

《本经逢原》:"其茎能耗气,用者审之。"

十一、厚朴

【别名】

厚皮、重皮、赤朴、烈朴、川朴等。

【来源】

为木兰科落叶乔木植物厚朴或凹叶厚朴的干皮、根皮及枝皮。姜汁制用。

厚朴花为干燥花蕾,苦,微温,归脾、胃经,可理气,化湿。用于胸脘痞闷胀满,饮食不佳。

厚朴果甘,温,可消食、理气、散结。

厚朴子甘,温,可理气、温中、消食。

【主产地】

四川为主产地,也分布于陕西、甘肃、浙江、安徽、江西、福建、湖北、湖南、贵州等地。

【性味归经】

苦、辛,温,归脾、胃、肺、大肠经。

【主要功用】

行气,燥湿,消积,用于湿阻、食积、气滞所致的脾胃不和,脘腹胀满。降逆平喘,用于痰饮喘咳。

【典籍摘录】

《神农本草经》:"主中风伤寒,头痛,寒热,惊悸,逆气,血痹,死肌,去三虫。"

《药性论》:"主疗积年冷气,腹内雷鸣,虚吼,宿食不消,除痰饮,去结水,破宿血,消化水谷,止痛。大温胃气,呕吐酸水。主心腹满,病人虚而尿白。"

《日华子本草》:"健脾。主反胃,霍乱转筋,冷热气,泻膀胱,泄五脏一切气。妇人产前产后腹脏不安。调关节,杀腹脏虫,明耳目。"

【现代应用】

现代研究发现本品具有中枢抑制、肌肉松弛、抗溃疡、抗菌、抗病毒、抗癌、抗过敏等作用,对心血管系统有降压、抗血小板凝聚作用。

【食疗应用】

1. 香薷饮:香薷 10 克,厚朴 5 克洗净剪碎,白扁豆 6 克炒黄捣碎,冲入开水,代茶饮。

功效:暑期感冒、腹痛下痢。

2. 厚朴、槟榔各 6 克,乌梅两个,水煎服。

功效:治疗虫积。

3. 猪蹄 1 只,厚朴 15 克、香附 10 克、枳壳 10 克、当归 10 克、川芎 5 克。将诸药装入纱布袋,与猪蹄同入锅内,加水适量,大火烧开改小火煨至八成熟,加入生姜 3 片、盐适量煨至汁浓肘烂即可。

功效:用于黄褐斑食疗。

4. 厚朴花茶:厚朴花 10 克,焙干,开水冲泡代茶饮。

功效:理气宽中,治疗慢性咽炎。

【农家巧用】

厚朴为我国特有的珍贵树种,现濒危。野生植株已极少见,为国家 II 级重点保护野生植物。

目前,野生厚朴极为珍贵,应严禁剥皮采伐,进行有效保护。土壤、气候等适宜的地区适合积极开展育苗造林,扩大栽培范围,既有利于物种繁衍,也有很好的经济效益。注意一般厚朴定植 20 年以上方可砍树剥皮。

【使用注意】

孕妇慎用。

《本草经集注》：“干姜为之使。恶泽泻、寒水石、硝石。”

《药性论》：“忌豆,食之者动气。”

十二、砂仁

【别名】

缩砂仁、缩砂蜜、春砂仁。

【来源】

为姜科植物阳春砂、绿壳砂或海南砂的干燥成熟果实。以阳春砂质量为优。用时打碎生用。

砂仁壳和花性味、功效与砂仁相同,但温性略减,力较薄弱。

【主产地】

阳春砂仁主产广东、广西等地。进口砂仁主产越南、泰国、缅甸、印度尼西亚等地。

【性味归经】

辛,温,归脾、胃、肾经。

【主要功用】

化湿行气,用于湿阻中焦及脾胃气滞证。温中止泻,用于脾胃虚寒吐泻。理气安胎,用于妊娠恶阻,胎动不安。

【典籍摘录】

《本草纲目》：“补肺醒脾,养胃益肾,理元气,通滞气,散寒饮胀痞,噎膈呕吐,止女子崩中,除咽喉口齿浮热,化铜铁骨鲠。”

《药性论》：“主冷气腹痛,止休息气痢,劳损,消化水谷,温暖脾胃。”

【现代应用】

现代研究发现本品具有抑制离体肠管平滑肌的收缩、促进胃液分泌、抑制血小板聚集、抑菌作用。

【食疗应用】

1. 缩砂仁研细末,每服 6 克,入生姜汁少许,开水点服,根据需要服用。

功效:治妊娠胃虚气逆,呕吐不食。

2. 砂仁研细末,敷于患处。

功效:治疗牙痛。

3. 砂仁粥:春砂仁 2—3 克研末,粳米 50—75 克,淘洗后煮粥,待粥将熟时,调入春砂仁末,稍煮即可。

功效:用于小儿食欲不振、消化不良。

【农家巧用】

砂仁既是一味名贵的中药,又是常用膳食香辛料调味品,常用于肉食、鱼类等的烹制过程中,可除腥调味去毒。既可作为中药使用,又可用于调料的中草药很多,包括小茴香、八角茴香、花椒、桂皮、肉桂、豆蔻、山柰、丁香、陈皮、草果、白芷等。

【使用注意】

阴虚有热者忌服。

《本草经疏》:"凡腹痛属火,泄泻得之暑热,胎动由于血热,咽痛由于火炎,小儿脱肛由于气虚,肿满由于湿热,上气咳嗽由于火冲迫肺而不由于寒气所伤,皆须详察鉴别,难以概用。"

《得配本草》:"气虚肺满禁用。"

《药品化义》:"肺有伏火忌之。"

十三、药食同源

(一)薏苡仁

【别名】

苡米、薏苡、薏仁米、沟子米、薏珠子、草珠儿等。

【来源】

为禾本科多年生草本植物薏苡的成熟种仁。秋季果实成熟后除去外壳及黄褐色外皮,收集种仁,晒干。生用或炒用。《本草纲目》中称薏苡有两种:"一种粘牙者,尖而壳薄,即薏苡也,其米白色,如糯米,可作粥饭及磨面食,亦可用米酿酒;一种圆而壳厚坚硬者,即菩提子也……"

薏苡根功用与薏苡仁基本相同,清热,利尿并有驱虫作用,能治虫积腹痛。

薏苡叶为薏苡的叶,夏、秋采取。可温中散寒,补益气血。

【主产地】

栽培品分布于我国大部分地区。主产于河北、福建、辽宁。

【性味归经】

甘、淡,凉,归脾、胃、肺经。

【主要功用】

利湿健脾,用于小便不利,水肿,脚气及脾虚泄泻等。除痹,用于风湿痹痛,筋脉挛急。清热排脓,用于肺痈、肠痈。本品具有抑制横纹肌的收缩、镇静、降温、解热、镇痛、抗肿瘤、降血糖、降血钙、保肝、抗炎、增强免疫力等作用。

薏苡仁是我国传统的食品资源之一,可做成粥、饭、各种面食供人们食用。尤对老弱病者更为适宜。薏苡仁也用于美容、减肥等领域。目前,薏苡仁作为保健食材受到了广泛关注,以薏苡仁为原料的食品、饮料、美容产品等日渐增多。

【典籍摘录】

《本草纲目》:"健脾益胃,补肺清热,祛风胜湿。炊饭食,治冷气;煎饮,利小便热淋。"

《名医别录》:"除筋骨邪气不仁,利肠胃,消水肿,令人能食。"

《本草新编》:"薏仁最善利水,不至损耗真阴之气,凡湿盛在下身者,最宜用之。"

【食疗应用】

1. 珠玉二宝粥：薏苡仁、山药各 60 克，捣为粗末，加水煮至烂熟，再将柿霜饼 25 克切碎，调入溶化，随意服食。

功效：润肺益脾。用于脾肺阴虚，懒进饮食，虚热劳嗽。

2. 薏苡菱角半枝莲汤：薏苡仁、菱角、半枝莲各 30 克，加水煎汤，分两次服。

功效：对肿瘤有一定抑制作用，用于胃癌、宫颈癌等食疗。

3. 百合薏苡仁粥：将薏苡仁 50 克、百合 15 克洗净，放入锅中，加水适量，煮至薏苡仁熟烂，加入蜂蜜调匀，出锅即成。

功效：用于治疗妇女面部雀斑、痤疮、湿疹等症。

4. 山药薏苡仁粥：怀山药 30 克切细，薏苡仁 30 克，莲子去芯 15 克，大枣 10 枚去核，淘洗，与小米 50 克加水共煮成粥。

功效：用于治疗老年浮肿，妇女带下症。

【农家巧用】

薏苡是一种农家适宜广泛栽种的杂粮作物和经济作物，在种植过程中一定要仔细区分品种。

【使用注意】

脾虚无湿，大便燥结及孕妇慎服。儿童不宜多服。

（二）冬瓜皮

【别名】

白瓜皮、白东瓜皮。

【来源】

为葫芦科植物冬瓜的果皮。

冬瓜子为葫芦科植物冬瓜的种子。味甘，性凉，可润肺，化痰，消痈，利水。

冬瓜亦可药食同源，归肺、大小肠、膀胱经，可利尿、清热、化痰、生津。

【主产地】

栽培品见于全国各地。

【性味归经】

甘,凉,归脾、小肠经。

【主要功用】

利尿消肿。用于水肿胀满,小便不利,暑热口渴,小便短赤。

【典籍摘录】

《滇南本草》:"止渴,消痰,利小便。"

《本草再新》:"走皮肤,去湿追风,补脾泻火。"

【食疗应用】

1. 冬瓜皮20克,西瓜皮20克,白茅根20克,玉米芯15克,赤小豆100克,水煎,一日分三次服用。

功效:利水消肿,治疗小便不利,全身浮肿。

2. 经霜冬瓜皮15克,蜂蜜少许,水煎服。

功效:治疗咳嗽。

3. 冬瓜子90克,开水炖服,早晚各1次。

功效:细菌性阴道炎,白带增多的辅助疗法。

4. 冬瓜100克,鲤鱼1条(约重300克),不加盐,煮汤食。

功效:用于慢性肾炎的食疗。

5. 鲜冬瓜200克,鲜荷叶1张。加适量水炖汤,食盐调味后饮汤吃冬瓜,每日2次。

功效:治疗肺热咳嗽、痰黄稠。

【农家巧用】

一般来讲,冬瓜的产量大、价格相对略低,除用做蔬菜销售外,如能对冬瓜进行深加工,如利用冬瓜皮、果肉及瓤、籽进行饮料生产,或生产冬瓜糖、蜜饯、果脯类产品等,可大大提高冬瓜的利用率和经济效益。

【使用注意】

因营养不良而致虚肿者慎服。肾虚者不宜多服。

（三）葫芦

【来源】

为葫芦科葫芦属植物葫芦的果实和种子,立冬前后摘下果实剖开,掏出种子,分别晒干。果皮及种子入药。

【主产地】

栽培品广泛分布于全国大部分地区。

【主要功用】

葫芦果皮甘、平,可利尿,消肿,散结。葫芦子酸、涩、温。可止泻,引吐。嫩果可供食用,是清热润肺瓜菜,老后不能食用。

葫芦是世界上最古老的作物之一,在我国已有 7000 年的种植历史。葫芦是一种集观赏、收藏、实用价值于一身的上好佳品。

【典籍摘录】

《本草纲目》中根据功用或性状将葫芦分为:"悬瓠、蒲卢、茶酒瓠、药壶卢、约腹壶、长瓠、苦壶卢"七种。其中苦葫芦苦,寒。

《本草纲目》称:"治痈疽恶疮,疥癣,龋齿有虫匿者。"

《日华子本草》称:"除烦止渴,治心热,利小肠,润心肺,治石淋,吐蛔虫。"此外,苦葫芦的花、蔓、茎、子皆入药。

【食疗应用】

1. 鲜葫芦 1 个,捣烂,绞取汁液。每次用 1 小碗,加入适量蜂蜜调服。

功效:用于水肿、小便不利,湿热黄疸,或肺燥咳嗽等,也可用于降血压。

2. 鲜葫芦 1 个洗净连皮切块,加适量水煮 15 分钟,加适量冰糖调味,食用。

功效:清热利尿,解暑除烦。

3. 葫芦粥:粳米 50 克入砂锅内,加适量水煮至待熟,加陈葫芦粉 15 克,再煮片刻,食用。

功效:利水消肿,可用于水肿的食疗。

【农家巧用】

葫芦除食用和药用外,也常用于制作日用品和乐器,葫芦与福禄谐音,是中华吉祥文化的代表象征,也用于制作艺术品、吉祥纪念品。

【使用注意】

虚寒体弱者忌服。

(四)玉米须

【别名】

玉麦须。

【来源】

为禾本科植物玉蜀黍的花柱和柱头。玉米成熟时采收,摘取花柱,晒干或烘干。

玉米花为玉蜀黍的雄花穗。甘,凉,可疏肝利胆。用治肝炎、胆囊炎。

玉米油为玉蜀黍的种子经榨取而得的油类,适合高血压患者食用。

【主产地】

中国各地广泛栽培。

【性味归经】

甘、淡,平,归膀胱、肝、胆经。

【主要功用】

利尿消肿,平肝利胆。现代研究发现玉米须具有利尿、降压、降糖、利胆、止血等作用。

【典籍摘录】

《滇南本草》:"宽肠下气。治妇人乳结,乳汁不通,红肿疼痛,怕冷发热,头痛体困。"

《岭南采药录》:"和猪肉煎汤治糖尿病。又治小便淋沥砂石,苦痛不可忍,煎汤频服。"

【食疗应用】

1. 玉米须 50 克,菊花 10 克,煎汤,分早、中、晚 3 次饮用。

功效:用于高血压辅助治疗。

2. 玉米须 30 克,陈皮 9 克,水煎服,每日 1 剂,分早、晚两次口服。

功效:治疗咳嗽。

3. 玉米须 50 克,猪肉 100 克炖食。

功效:用于糖尿病食疗。

4. 玉米须 30 克,茵陈蒿 20 克,蒲公英 10 克,煎汤。此为 1 日剂量,分早、晚两次口服。

功效:用于治疗胆囊炎。

5. 玉米须 50 克(包),车前子 9 克(包),甘草 6 克,煎汤。每日 1 剂,分早、晚两次口服。

功效:用于治疗尿道炎、膀胱炎、小便黄赤、尿急、尿频、尿痛等。

6. 玉米须 50 克,空心菜 150 克,加适量水煎,去渣取汁,服用。

功效:糖尿病食疗方。

【农家巧用】

玉米是产量很高的农作物,可用作饲料、食物和工业原料,也可酿酒、制油、加工手工艺品等。一些种类可制作玉米笋,加工成罐装食品。玉米须在收获玉米时可顺便收集,简单易得。

【使用注意】

煮食玉米时去苞须。本品不作药用时勿服。

(五)紫菜

【来源】

为红毛菜科植物坛紫菜、条斑紫菜、圆紫菜、甘紫菜、长紫菜等的叶状体。

【主产地】

在我国主要分布于东南沿海。

【性味归经】

甘、咸、寒,归肺、脾、膀胱经。

【主要功用】

化痰软坚,利咽止咳,清热利尿。主治瘿瘤,咳嗽,咽痛,水肿,小便淋痛等。

【典籍摘录】

《本草纲目》:"病瘿瘤脚气者宜食之。"

《食疗本草》:"下热气,若热气塞咽者,汁饮之。"

《随息居饮食谱》:"和血养心,清烦涤热,治不寐,利咽喉,除脚气瘿瘤,主时行泻痢。"

【食疗应用】

1. 紫菜 15 克,车前子、决明子各 10 克。后两味水煎取汁,放入紫菜末煮沸即成。每日 1 剂,代茶饮用。

功效:清热解毒、清肝化痰、利尿降压。

2. 紫菜豆腐汤:紫菜 10 克,豆腐 100 克,适量水烧开后加入紫菜豆腐一起炖,水滚开后,依口味加盐、芝麻油调味。

功效:降低血脂,预防心血管疾病。

3. 紫菜 30 克,萝卜 500 克,陈皮一片,水煎服,代茶饮。

功效:防治甲状腺肿大。

4. 紫菜、远志各 15 克,生牡蛎 30 克,水煎服。

功效:治疗慢性气管炎。

【使用注意】

《食疗本草》:"多食胀人。"

《本草拾遗》:"多食令人腹胀、发气,吐白沫,饮少热醋消之。"

(六)白扁豆

【别名】

扁豆、南豆、南扁豆、眉豆、小刀豆、蛾眉豆、羊眼豆等。

【来源】

为豆科植物扁豆的干燥成熟种子。

白扁豆皮为白扁豆的种皮,甘、微温,功用与白扁豆基本相同。

【主产地】

栽培品见于全国各地。

【性味归经】

甘、淡、平、微温,归脾、胃经。

【主要功用】

健脾化湿,用于脾胃虚弱、食欲不佳,大便溏泻,白带量多;和中消暑,用于暑湿吐泻,胸闷腹胀。健脾化湿多用炒扁豆。现代研究发现本品具有抗菌、抗病毒作用,可提高机体免疫功能。

【典籍摘录】

《本草纲目》:"止泻痢,消暑,暖脾胃,除湿热,止消渴。"

《景岳全书》:"补脾胃气虚,和呕吐霍乱,解河豚酒毒,止泻痢温中,亦能清暑治消渴。"

《药性解》:"主补脾益气,和中止泻。醋制能疗霍乱转筋。解酒毒及河豚毒、一切草木毒。"

【食疗应用】

1. 白扁豆 30 克,炒黄,研成粉,大人 9 克,小儿 3 克,灯芯汤调服。每早、午、晚各食前服。

功效:治疗水肿。

2. 白扁豆 30 克,香薷 15 克,水煎服。

功效:和中健脾化湿,用于湿浊阻滞,脾胃不和,呕吐腹泻,小便不利。

3. 白扁豆 30 克,炒黄,研成粉,小米汤冲服,每次 6 克。

功效:治疗赤白带下。

4. 白扁豆粳米粥:白扁豆 30 克洗净泡软,粳米 100 克,共入砂锅中,加入适量水煮烂成粥,食用。

功效:补脾化湿消暑,暑湿季节食疗方。

5. 炒白扁豆 30 克,茯苓 15 克,共研为细末,调匀,每次 3 克,开水冲服。

功效:健脾化湿消肿,用于治疗脾虚水肿。

【农家巧用】

白扁豆嫩荚可作为蔬菜食用。白扁豆也可以用做豆馅、糕点等。

【使用注意】

《备急方》:"多食壅气。"

《得配本草》:"单食多食,壅气伤脾。"

(七)芜菁

【别名】

蔓菁、大头菜、大芥、九英菘、诸葛菜、台菜、狗头芥等。

【来源】

为十字花科植物芜菁的根及叶。鲜用或晒干。

芜菁子为芜菁的种子,辛、苦、寒,归肺、脾、肝、大肠经,可养肝明目、清热解毒、行气利水。

芜菁花为芜菁的花,辛、平,归肝经,可补肝明目。

【主产地】

我国各地均有栽培。

【性味归经】

味苦、辛、甘,性温,归肺、心、脾、胃经。

【主要功用】

温中下气、消肿解毒、消食。可治疗咳嗽、心腹冷痛、宿食不化、疗疮痈肿。

【典籍摘录】

《千金方·食治》:"主消风热毒肿。"

《食疗本草》:"下气,治黄疸,利小便。根:主消渴,治热毒风肿。冬月作菹,煮作羹食之,能消宿食,下气,治嗽。"

《饮膳正要》:"温中益气,去心腹冷痛。"

【食疗应用】

1. 芜菁根叶,净择去土,不洗,以盐捣敷局部,热即换,避风。

功效:治疗乳腺炎。

2. 鲜芜菁根叶 100 克,捣汁饮。

功效:治疗鼻出血。

3. 芜菁叶,烧成灰,猪油调匀敷患处。

功效:治疗小儿头上秃疮。

4. 芜菁子研末,水冲服,每次 3 克。

功效:治疗妊娠小便不利。

5. 芜菁子研末,每次 10 克,用开水冲服。

功效:治疗黄疸、腹胀、便秘、小便黄赤等。

6. 芜菁子 500 克,用烧酒浸一夜,然后取出隔水蒸 20 分钟,晒干研细末,炼蜜为丸如小豆大,每次 5 克,用米汤送服。

功效:治疗虚劳、青盲眼障、夜盲等。

【农家巧用】

肉质根柔嫩、致密,可做食用蔬菜,供炒食、煮食或腌渍。需注意芜菁与菘蓝为两种不同植物。

【使用注意】

《千金方·食治》:"不可多食,令人气胀。"

《本草衍义》:"过食动气。"

(八)赤小豆

【别名】

小豆、赤豆、红豆、红小豆等。

【来源】

为豆科植物赤小豆或赤豆的干燥成熟果实。

赤小豆叶味甘、酸、涩,性平,归肝、肾、胃经,可固肾明目、除烦止渴。

赤小豆芽味甘,性微凉,归肝、肾、大肠经,可清热解毒、止血、安胎。

赤小豆花味辛,性微凉,归心、脾、胃、大肠经,可清热解毒、利水消肿、明目。

【主产地】

栽培品广泛分布于全国各地。

【性味归经】

味甘、酸,性微寒,归心、脾、肾、小肠经。

【主要功用】

利水消肿退黄,用于水肿胀满,脚气浮肿,风湿热痹,黄疸尿赤;清热解毒排脓,用于肿毒疮疡、癣疹等。现代研究发现本品具有抑菌、利尿等作用。

【典籍摘录】

《本草纲目》:"赤小豆,其性下行,通乎小肠,能入阴分,治有形之病。故行津液、利小便,消胀除肿,止吐,而治下痢肠澼,解酒病,除寒热痈肿,排脓散血而通乳汁,下胞衣产难,皆病之有形者。"

《药性论》:"消热毒痈肿,散恶血不尽、烦满。治水肿皮肌胀满;捣薄涂痈肿上;主小儿急黄、烂疮,取汁令洗之;能令人美食;末与鸡子白调涂热毒痈肿;通气,健脾胃。"

《食性本草》:"坚筋骨,疗水气,解小麦热毒。"

【食疗应用】

1. 赤小豆100克,水煎取汁饮。

功效:用于产后通乳。

2. 赤小豆70粒研成细粉,和入温水、鸡蛋清或蜜调成稀糊状,摊在布上,敷于患处。

功效:治疗流行性腮腺炎。

3. 赤小豆叶一把,捣汁服用。

功效:治疗小便频数。

4. 白茅根250克,赤小豆120克,加水煮至水干,除去白茅根,将豆分数次嚼食。

功效:肾炎或营养不良性水肿的食疗。

5. 赤小豆 20 克,粳米 50 克,加水适量,煮稀粥,食用。

功效:产后乳汁不下或乳少食疗方。

6. 赤小豆 100 克,洗净,加醋 1 茶盅,加水煮豆至熟,取出晒干,再入适量米酒中浸渍至酒尽,晒干后研为细末,分 3 次服,每次 3—6克,用米酒送服。

功效:用于痔疮瘀肿疼痛,大便带血。

【农家巧用】

赤小豆原产于我国,药食同用,既可制作美味可口的食品,用于煮粥、做馅,或做雪糕饮料等,也是医家治病的妙药。赤小豆经济价值高,适于栽植。

【使用注意】

阴虚而无湿热者及小便清长者忌食。

《食性本草》:"久食瘦人。"

《随息居饮食谱》:"蛇咬者百日内忌之。"

第 5 章

止咳、化痰、平喘类本草

一、桔梗

【别名】

白药、利如、梗草、卢如等。

【来源】

为桔梗科多年生草本植物桔梗的根。春、秋二季采挖,洗净,除去须根,切片晒干,生用。

【主产地】

栽培品见于全国大部分地区,主产于东北地区。

【性味归经】

苦、辛,平,归肺经。

【主要功用】

宣肺祛痰,用于肺气不宣的咳嗽痰多,胸闷不畅。利咽,用于咽喉肿痛,失音。排脓,用于肺痈咳吐脓痰。桔梗可作舟楫之剂,引药上行。

【典籍摘录】

《名医别录》:"利五脏肠胃,补血气,除寒热、风痹,温中消谷,疗喉咽痛。"

《本草纲目》:"主口舌生疮,赤目肿痛。"

《珍珠囊》:"疗咽喉痛,利肺气,治鼻塞。"

【现代应用】

本品能稀释痰液而有较强的祛痰作用,并有镇咳作用。有抗炎作用,能抑制胃液分泌和抗溃疡,还有解痉、镇痛、镇静、降血糖,降血脂等作用。

【鲜品偏方】

1. 鲜桔梗粥:鲜桔梗 50 克洗净切细,粳米 100 克洗净,上二者加适量水大火煮开,改小火煮至米烂粥成,可根据口味加适量冰糖食用。

功效:止咳化痰,用于上呼吸道感染、气管炎等的咳嗽咳痰。

2. 鲜桔梗苗 250 克洗净开水焯,银耳 50 克水发洗净开水煮透,二者沥水,放入调盘,加适量葱姜末、盐、鸡精,芝麻油适量调匀即可。

功效:用于慢性咽炎食疗。

【食疗应用】

1. 桔梗五加皮酒:桔梗 15 克,五加皮 15 克,粮食酒 150 毫升,浸泡至酒色棕黄。

功效:辅助治疗风湿性关节炎、老年腰腿痛。

2. 蒲公英桔梗汤:蒲公英 30 克洗净切碎,桔梗 10 克,加水煎,取汁去渣,加入冰糖适量。每日 1 剂,分早晚两次服。

功效:辅助治疗小儿肺炎。

【农家巧用】

桔梗可用作野菜、腌菜食用;也可作为欣赏用花卉。

【使用注意】

用量过大易致恶心呕吐。气机上逆,眩晕、呕吐、呛咳、阴虚火旺咳血等,不宜单用。

《本草经集注》:"畏白芨、龙眼、龙胆。"

《药对》:"忌猪肉。"

二、枇杷叶

【别名】

杷叶、芦桔叶、巴叶等。

【来源】

为蔷薇科常绿小乔木枇杷的叶。刷去毛,切丝生用或蜜炙用。

枇杷可入药的部位很多。枇杷根味苦性平,归肺经,可清肺止咳,祛湿,下乳。枇杷果味甘、酸,性凉,归脾、肺、肝经,可润肺、下气、止渴。枇杷核味苦,性平,可止咳、化痰、疏肝、利水。枇杷花味淡,性平,归肺经,可疏风止咳,通鼻窍。枇杷木白皮为枇杷茎干的韧皮部,味苦,性平,归胃经,可和胃降逆,止咳,止泻,解毒。

枇杷叶的蒸馏液称枇杷叶露,味淡,性平,归肺、胃经,可清肺止咳,和胃下气。

【主产地】

栽培品可见于中国大部分地区。主要分布于江苏、浙江、福建、台湾、四川、贵州、云南、湖北等地。

【性味归经】

苦,微寒。归肺、胃经。

【主要功用】

清肺化痰止咳,用于肺热咳嗽。降逆止呕,用于胃热呕吐,哕逆。还可用于热病口渴及消渴,取其清胃止渴之功。止咳宜炙用,止呕宜生用。

【典籍摘录】

《本草汇言》:"枇杷叶,安胃气,润心肺,养肝肾之药也。"

《滇南本草》:"止咳嗽,消痰定喘,能断痰丝,化顽痰,散吼喘,止气促。"

《本草再新》:"清肺气,降肺火,止咳化痰,止吐血呛血,治痈痿热毒。"

【现代应用】

现代研究发现本品具有止咳、平喘、抗炎作用及轻度祛痰作用。目前,利用枇杷叶、枇杷果制作的饮料、食品等已经在市场上得到了广泛的推广。

【鲜品偏方】

1. 自制枇杷膏:冰糖 600 克加入适量开水煮熬至化,加入枇杷肉 500 克继续煮至浓稠的膏状即成。

功效:润肺止咳,用于秋季干咳痰少。

2. 枇杷花粥:枇杷花 10 克,粳米 50 克,洗净加适量水共煮成粥,根据口味加冰糖适量食用。

功效:宣肺止咳,通利鼻腔。

【食疗应用】

1. 杷叶姜汁饮:枇杷叶 10 克洗净,加适量水煮开,加入姜汁适量混合均匀饮服。

功效:和胃止呕,可用于胃气上逆所致的呕吐及妊娠呕吐。

2. 枇杷叶(去毛)5 片,牛膝根 9 克,水煎服。

功效:回乳。

3. 枇杷叶煎汤外洗,每日 1—2 次。

功效:防治小儿热痱。

4. 枇杷花、辛夷花干花各等量,研细,温黄酒适量送服。

功效:疏风宣肺,通利鼻窍,适用于鼻炎、鼻窦炎。

【使用注意】

胃寒呕吐及肺感风寒咳嗽者忌服。

三、白果

【别名】

白果仁、灵眼、佛指柑等。

【来源】

为银杏科植物银杏的种子。采收成熟果实后堆放或浸水,腐烂种皮,或捣去外种皮,洗净,稍蒸或略煮后,烘干或晒干。用时打碎取种仁。

银杏的干燥叶称银杏叶,亦可入药。味甘、苦、涩,性平,归心、肺经。可敛肺,平喘,活血,止痛。

白果根为银杏的根或根皮,味甘,性温平,可益气补虚弱,用治遗精、白带。

白果树皮为银杏的树皮。《滇南本草图说》称:"烧灰,调油搽牛皮铜钱癣。"

【主产地】

栽培品分布于全国大部分地区。

【性味归经】

甘、苦、涩,平,有毒。归肺经。

【主要功用】

敛肺定喘,缩尿止带。用于哮喘痰嗽,带下,白浊,遗尿,尿频。

【典籍摘录】

《医学入门》:"清肺胃浊气,化痰定喘,止咳。"

《本草便读》:"上敛肺金除咳逆,下行湿浊化痰涎。"

《本草再新》:"补气养心,益肾滋阴,止咳除烦,生肌长肉,排脓拔毒,消疮疗疽瘤。"

【现代应用】

现代研究发现本品具有抗菌、降压、祛痰、抗氧自由基等作用。现在广泛应用于脑血栓、老年性痴呆、高血压、高血脂、冠心病、动脉硬化、脑功能减退等疾病的治疗,并有滋阴养颜抗衰老的作用,作为延年益寿的保健品得到广泛利用,具有很高的食用、医疗和保健价值。

【食疗应用】

1. 银杏3粒,用酒煮食连服4—5日。

功效:治疗梦遗。

2. 白果、莲肉、糯米各 15 克,胡椒 5 克,研为末,乌骨鸡 1 只去毛与内脏,洗净,将各物装入鸡腹内,外以线缚定,加水适量,小火炖至烂熟,调以食盐,空腹食用。

功效:治疗身体虚弱,气血不足,少食体倦,赤白带下。

3. 陈白果 5 粒,蜗牛 3 个(焙干),研末冲服。

功效:治疗小便频数,遗尿。

4. 白果 2 个,鸡蛋 1 个。将白果去皮研末,鸡蛋打破一孔,装入白果末,烧熟食。

功效:治疗小儿腹泻。

【农家巧用】

银杏是一种古老的珍稀名贵树种,也是经济效益很高的果树,如气候和地理条件适合,宜于农村栽培种植。但需要注意:银杏生长缓慢,一般需 20 多年才能开花结实,且产量不高。通过选择优良品种、合理嫁接等,可使银杏早结果、增产量。

由于无病虫害,树干光洁,银杏是著名的无公害树种,广泛应用于观赏、绿化和作为防护林带等。

银杏尚可用于农药、兽药以及木材加工等领域。

【使用注意】

生食有毒,煮熟后仍残留一定毒素,不可多食,食用量大可致死。有实邪者忌服。五岁以下小儿忌食白果。

白果毒性以绿色胚芽为最,若作为食品,应去种皮、胚芽,浸泡半天以上,煮熟透后才可食用。

有实邪者忌服。

《日用本草》:"多食壅气动风。小儿多食昏霍,发惊引疳。同鳗鲡鱼食患软风。"

《本草纲目》:"多食令人腹胀。"

四、款冬花

【别名】

冬花、菟奚、看灯花、艾冬花、九九花等。

【来源】

为菊科植物款冬的干燥花蕾。

【主产地】

主要分布于中国北方地区及江西、湖北、湖南等地。

【性味归经】

辛、微苦,温,归肺经。

【主要功用】

润肺、止咳、化痰。用于多种咳嗽。常与紫菀一起使用。

【典籍摘录】

《药性论》:"主疗肺气心促,急热乏劳,咳连连不绝,涕唾稠粘,治肺痿肺痈吐脓。"

《日华子本草》:"润心肺,益五脏,除烦,补劳劣,消痰止嗽,肺痿吐血,心虚惊悸,洗肝明目,及中风。"

《本草正义》:"款冬花,主肺病,能开泄郁结,定逆止喘,专主咳嗽。"

【现代应用】

现代研究认为本品具有止咳祛痰作用,略有平喘作用,并有解痉作用。多用于治疗慢性气管炎、哮喘。

【食疗应用】

1. 款冬花 5 克、百合 3 克、生姜 3 克,三者共煮取汁,冲泡花茶饮用。

功效:止咳止嗽,润肺养阴,用于肺燥咳喘。

2. 款冬花、黄连各 10 克研末,取适量,敷患处。

功效:治疗口腔溃疡。

3. 款冬花 10 克洗净,浸泡 10 分钟,水煎去渣取汁,加入粳米 100 克,煮烂成粥,食用。

功效:润肺止咳,适用于多种咳嗽、气喘。

【使用注意】

《本草崇原》:"肺火燔灼,肺气焦满者不可用。"

《本经逢原》:"阴虚劳嗽禁用。"

《本草经集注》:"恶皂荚、硝石、玄参。畏贝母、辛夷、麻黄、黄芩、黄连、黄芪、青葙。"

五、药食同源

(一)胖大海

【别名】

安南子、大海、大海子、大洞果、大发等。

【来源】

本品为梧桐科植物胖大海的干燥成熟种子。

【主产地】

原产于热带,在我国海南有引种。胖大海的生长对温度有要求,需年平均温度为21℃—24.9℃。月平均温度降至20.0℃以下时停止生长。

【性味归经】

甘,寒,有小毒,归肺、大肠经。

【主要功用】

清热润肺,利咽解毒,用于肺热声嘶,咽喉干痛,干咳无痰,头痛目赤;润肠通便,用于热结便秘。

【典籍摘录】

《本草纲目拾遗》:"治火闭痘,服之立起。并治一切热证劳伤,吐衄下血,消毒去暑,时行赤眼,风火牙疼,虫积下食,痔疮漏管,干咳无痰,骨蒸内热,三焦火症。"

【食疗应用】

1. 胖大海 4—8 枚,放入碗内,冲入沸水,闷盖半小时左右,徐徐服完;间隔 4 小时再泡服。

功效:治疗急性扁桃体炎。

2. 胖大海柑橘饮:胖大海 2 个,桔梗 10 克,甘草 6 克,煎汤饮。

功效:治疗急慢性咽喉炎。

3. 胖大海数枚,开水泡发,去核,加冰糖调服。

功效:缓解痔疮等导致大便出血。

【使用注意】

有感冒者禁用。

虽然在中华人民共和国卫生部 2002 年公布的《既是食品又是药品的物品名单》中,胖大海名列其中,但胖大海有一定的毒性,不宜长期当作保健饮料饮用。

(二)甜杏仁

【来源】

蔷薇科植物杏或山杏的部分栽培种味甜的干燥种子。果实成熟时采摘,去果肉、核壳,取种子晾干。

【主产地】

主产于北京、河北、山东等地;东北、内蒙古、新疆、甘肃、陕西、山西、四川等地亦产。

【性味归经】

味甘,性平,归肺、大肠经。

【主要功用】

滋润肺燥,止咳平喘,用于虚劳咳嗽、气喘,胸腹逆闷;润肠通便,用于肠燥便秘,大便干结。

目前甜杏仁已被作为一种健康食品,适量食用可有效控制体内胆固醇含量,降低心脏病和多种慢性病的发病危险,还可增强机体抵抗力、抗衰老。近些年市场上以甜杏仁为原料加工成的食品、饮品、油类日渐增多。

【典籍摘录】

《本草便读》:"甜杏仁,可供果食,主治(与杏仁)亦皆相仿。用于虚劳咳嗽方中,无苦劣之性耳。"

【食疗应用】

1. 双仁糊:甜杏仁、核桃仁各 15 克。二者微炒,共捣碎研细,加蜜或白糖适量。分两次用开水冲调食。

功效:用于肺肾两虚、少气乏力、干咳无痰;或阴血虚亏、肠燥便秘;或老年性便秘。

2. 杏仁三丁:甜杏仁 50 克去皮、尖,西芹 100 克、黄瓜 80 克、胡萝卜 20 克切丁,甜杏仁、西芹、胡萝卜入开水略焯,加入黄瓜丁,适量盐、鸡精、芝麻油拌匀食用。

功效:清热解毒、止咳平喘,兼具降压功效。

3. 杏仁粥:甜杏仁(去皮、尖)10 克研末,大米 50 克,加适量水煮烂成粥食用。

功效:止咳平喘食疗方。

4. 甜杏仁 10 克,生姜 3 片,白萝卜 60 克,水煎服。

功效:治疗老年人伤风咳嗽。

【农家巧用】

我国是世界重要的鲜杏生产大国和最大的杏浆生产国。杏是我国北方的主要栽培果树之一,杏树全身是宝,用途很广,经济价值很高。杏果实是畅销水果,也可加工成各类食品,杏仁可入药也可食用,此外,杏树也是很好的绿化、观赏树种,并可用于防风固沙保土,改善生态环境。杏树产量高,经济寿命长,产果期可长达 40—50 年。

【使用注意】

痰饮咳嗽、脾虚肠滑者不宜食。

注意与苦杏仁的区别,苦杏仁为蔷薇科落叶乔本植物山杏、西伯利亚杏、东北杏或杏的成熟种子。生用。苦,微温。有小毒。归肺、大肠经。止咳平喘,润肠通便。孕妇、婴幼儿慎用。肺虚咳者忌用苦杏仁。用量不宜过大,多服易中毒,轻则头晕、呕吐,重则昏迷、惊厥、呼吸障碍。

(三)昆布

【别名】

海带、纶布、海昆布等。

【来源】

本品为海带科植物海带或翅藻科植物昆布(鹅掌菜)的干燥叶状体。

【主产地】

山东、辽宁、浙江、福建、广东沿海有分布或人工养殖。夏、秋季采收,一般晒干备用。

【性味归经】

咸,寒,归肝、胃、肾经。

【主要功用】

消痰软坚,用于瘿瘤,瘰疬,睾丸肿痛;利水消肿,用于脚气浮肿及水肿。

现代研究证明昆布可用来纠正由缺碘而引起的甲状腺机能不足,并有一定的平喘止咳和降压、抗癌作用。

昆布素有"长寿菜"、"海上之蔬菜"、"含碘冠军"的美誉,经常煮汤食用,可防治高血压、高血脂、冠心病、肥胖等。除食用外,目前本品还用来深加工为食品、调味品。

【典籍摘录】

《名医别录》:"主十二种水肿,瘿瘤聚结气,瘘疮。"

《本草经疏》:"昆布,咸能软坚,其性润下,寒能除热散结。"

《药性论》:"利水道,去面肿,去恶疮鼠瘘。"

【食疗应用】

1. 昆布 50 克,猪瘦肉 50 克炒食,每日两次。

功效:治缺碘性及青春期甲状腺肿。

2. 昆布粳米粥:昆布 15 克,粳米 100 克,猪瘦肉 50 克,同煮粥,用适量食盐或白糖调味食用。

功效:防治高血压食疗方。

3. 昆布绿豆粥:昆布 60 克,绿豆 70 克,粳米 100 克,陈皮 1 片,同煮粥,用适量白糖调味食用。

功效:防治单纯性甲状腺肿。

4. 昆布冬瓜薏苡仁汤:昆布 30 克,冬瓜 100 克,薏苡仁 10 克,同煮汤食用。

功效:用于高血脂、脂肪肝的食疗。

5. 昆布豆腐汤:豆腐 200 克、海带 50 克,同煮汤食用。

功效:防治癌症食疗方,尤适合女性食用。

6. 昆海小茴汤:昆布、海藻、山楂各 15 克,小茴香 10 克。加水煎服。

功效:用于疝气肿痛,或睾丸肿大。

7. 海带 150 克,猪骨 1000 克,加水 2000 毫升,大火烧开,小火炖烂,加调料调味食用。

功效:防治骨质疏松。

【使用注意】

食用海带、海白菜等可以预防碘缺乏,并有保健作用,但不可过量食用。

脾胃虚寒蕴湿者忌服。

《食疗本草》:"下气,久服瘦人。"

《品汇精要》:"妊娠亦不可服。"

《医学入门》:"胃虚者慎服。"

（四）桂花

【别名】

木樨、银桂、九里香等。

【来源】

木樨科木樨属植物桂花、金木樨与淡黄木樨等的花。9—10 月开花时采收,阴干,拣去杂质,密闭贮藏。

果实及根也可入药。冬季采果,四季采根,分别晒干。桂花子辛、甘、温。暖胃,平肝,散寒,用于虚寒胃痛。根祛风湿,散寒,用于风湿筋骨疼痛、腰痛、肾虚牙痛。

桂花露为桂花经蒸馏而得的液体。微辛,微苦,性温,可疏肝理气,醒脾开胃,用治牙龈肿痛、咽干口燥、口臭等。

【主产地】

栽培品分布于我国中、南部地区。主产于湖南、湖北、安徽、浙江、江苏、广西、贵州、福建等地。

【性味归经】

辛,温,归心、脾、肝经。

【主要功用】

散瘀破结、化痰止咳。用于痰饮咳嗽,肠风血痢,牙痛口臭,经闭腹痛。目前,桂花广泛用于香料、食品、化妆品行业,可制糕点、糖果,并可酿酒。

【典籍摘录】

《本草汇言》:"散冷气,消瘀血,止肠风血痢。凡患阴寒冷气,瘕疝奔豚,腹内一切冷病,蒸热布裹熨之。"

《本草纲目》:"能治百病,养精神,和颜色,久服轻身不老,面生光华,媚好常如童子。"

【食疗应用】

1. 桂花玫瑰茶:桂花、玫瑰花各 3 克,开水冲泡后饮用。

功效:用于胃寒疼痛、消化不良、胸闷嗳气等。

2. 桂花 3 克,煎水漱口,1 日 3 次。

功效:祛除口臭。

3. 桂花 60 克,浸入白酒 500 毫升中,一个月后可饮用。

功效:止痛,适用于腹中寒痛。

4. 桂花 3 克,半夏 10 克,白萝卜 50 克切片,煎水服用。

功效:治疗痰饮喘咳。

【农家巧用】

桂花天我国栽培历史悠久,亦是观赏植物,在庭院栽培观赏中得到广泛的应用。

目前的培植技术能够使桂花在北方越冬,可盆栽。

第6章

活血、止血类本草

一、丹参

【别名】

赤参、山参、紫丹参、红根、红暖药、血参、山红萝卜、活血根、靠山红、烧酒壶根、野苏子根、山苏子根等。

【来源】

为唇形科多年生草本植物丹参的根及根茎。以根条粗壮,干燥、色紫红、无芦头及须根者为佳。生用、炒用;活血化瘀宜酒炙用;止痛宜用醋炒丹参;炒炭用偏于止血;鳖血拌丹参偏于养血。

【主产地】

产于江苏、安徽、河北、四川等地。

【性味归经】

苦,微寒,归心、肝经。

【主要功用】

活血祛瘀调经,用于各科瘀血阻滞病症。凉血消痈,用于疮疡痈肿。清心安神,用于热扰心神或血不养心之烦躁失眠。

【典籍摘录】

《本草汇言》:"丹参,善治血分,去滞生新,调经顺脉之药也。"

《名医别录》:"养血,去心腹痼疾结气,腰脊强,脚痹;除风邪留热,久服利人。"

《日华子本草》:"养神定志,通利关脉。治冷热劳,骨节疼痛,四肢不遂;排脓止痛,生肌长肉;破宿血,补新生血;安生胎,落死胎;止血崩带下,调妇人经脉不匀,血邪心烦;恶疮疥癣,瘿赘肿毒,丹毒;头痛,赤眼,热温狂闷。"

【现代应用】

研究发现丹参能扩张冠状动脉、增加冠脉流量,改善心脏功能;并能扩张外周血管,改善微循环;且有抑制血栓形成的作用,能降血脂。临床广泛应用于心、脑血管疾病,如冠心病、心绞痛、缺血性中风等。

丹参具有保肝作用,可抑制或减轻肝细胞变性、坏死及炎症反应,促进肝细胞再生,并有抗纤维化作用。临床用治急性病毒性肝炎、慢性活动性肝炎及晚期血吸虫病肝肿大。

丹参还能提高机体的耐缺氧能力、促进组织的修复、加速骨折的愈合。

此外,丹参对多种细菌及结核杆菌有抑制作用,还有增强免疫力、降低血糖及抗肿瘤作用。

丹参的作用非常广泛,药用量巨大。目前,以丹参为原料的药物制剂达几十种之多。除药用外,丹参为原料的保健品也日益增多。

【食疗应用】

1. 丹红酒:丹参60克,红花、月季花各15克,用白酒500毫升浸泡。每次饮1—2小杯。

功效:用于血瘀经闭,月经不调,痛经。

2. 丹参500克,切薄片于烈日中晒脆,研为细末,用白酒调为丸,每次服9克,清晨开水送下。

功效:治月经不调。

3. 丹参玉楂饮:丹参、玉竹、山楂各15克,水煎服。

功效:用于冠心病心绞痛,动脉粥样硬化,高脂血症。

4. 丹参10克,加清水适量水煎取汁,之后加粳米100克煮烂成粥服食,每日1剂,连续3—5天。

功效：血瘀导致产后腹痛，恶露不尽的食疗方。

5. 丹参 10 克、水泡黄豆 50 克，加适量水煮至豆烂，根据口味加适量蜂蜜食用。

功效：保肝养肝，适用于慢性肝炎、肝脾肿大。

【农家巧用】

目前市场上的丹参品种主要以栽培品为主，但栽培品品质参差不齐，差别较大，农业种植前最好调查当地土地、水利等条件，确定是否适合大面积种植。

近十年来，丹参生药价格曾经数次出现大幅波动，且一般丹参不能重茬种植、田间管理投入大，农业种植须慎研市场行情。

【使用注意】

孕妇慎用。无瘀血者慎服。忌醋。

《本草经集注》："畏咸水。反藜芦。"

《本草经疏》："妊娠无故勿服。"

《本经逢原》："大便不实者忌之。"

二、益母草

【别名】

茺蔚、益母蒿、益母艾、红花艾、坤草、三角胡麻、四楞子棵等。

【来源】

为唇形科一年生或二年生草本植物益母草的地上部分。生用或熬膏用。鲜品春季至初夏花前期采割；干品夏季花未开或初开时采割。益母草的幼株称童子益母草，功用相同。也常制成益母草膏或流浸膏用。

益母草花可入药，味微苦甘，治肿毒疮疡、妇人胎产诸病。

茺蔚子是益母草的干燥成熟果实，味辛、苦，性微寒，归心包、肝经，可活血调经、清肝明目。茺蔚子生品侧重于清肝明目，炒后长于活血调经。

【主产地】

栽培品分布于全国大部地区。

【性味归经】

苦、辛,微寒,归心、肝、膀胱经。

【主要功用】

活血调经,用于血滞经闭、痛经、经行不畅、产后瘀滞腹痛、恶露不尽等;利水消肿,用于水肿,小便不利;并具清热解毒消肿之功,外用可治疮痈肿毒、皮肤痒疹、跌打损伤等。

【典籍摘录】

《本草纲目》:"益母草之根、茎、花、叶、实,并皆入药,可同用。若治手足厥阴血分风热,明目益精,调妇人经脉,则单用茺蔚子为良,若治肿毒疮疡,消水行血,妇人胎产诸病,则宜并用为良。盖其根、茎、花、叶专于行,而其子则行中有补故也。"

《本草汇言》:"益母草,行血养血,行血而不伤新血,养血而不滞瘀血,诚为血家之圣药也。"

《本草求真》:"益母草,消水行血,去瘀生新,调经解毒,为胎前胎后要剂。"

【现代应用】

现代研究发现益母草具有子宫兴奋作用,可使子宫收缩频率、幅度及紧张度增加,具有抗早孕作用。益母草还能减慢心率、增加冠脉流量,也有扩张外周血管、降低血压的作用,能改善微循环、抑制血小板聚集及血栓形成,对急性肾功能衰竭有保护作用。另外还有抑制呼吸中枢、抗真菌等作用。

益母草还具有增强机体免疫力、抗氧化、防衰老、抗疲劳及抗癌等作用。所以也是目前养颜美容、抗衰防老保健品的常用原料。

【鲜品偏方】

1. 益母草地黄粥:鲜益母草、鲜生地黄、鲜莲藕各20克分别取汁,加粳米100克,加入适量水煮烂成粥,服食。

功效:高血压、冠心病食疗方。

2. 鲜益母草捣烂,加水一碗,绞浓汁一次饮完。

功效:治疗咽喉肿痛。

【食疗应用】

1. 益母草煮鸡蛋:益母草 30 克择去杂质,清水洗净切段,鸡蛋 2 个洗净,一同下入锅内,加水同煮至鸡蛋熟,去掉蛋壳,在原汤中再煮 15 分钟。

功效:产后或月经不调食疗方。

2. 益母草 10 克、当归 10 克、红花 10 克、白僵蚕 6 克、白茯苓 10 克、桃仁 6 克、白蔹 15 克,水煎外洗。

功效:治疗黄褐斑、蝴蝶斑、日晒斑等。

3. 益母草 30 克、香附 9 克,水煎冲酒服用。

功效:治疗痛经。

4. 益母草 40 克、当归 30 克,水煎,去渣,取汁分三次服用。

功效:有助于产后子宫恢复。

5. 益母草花 5 克、大枣 6 枚,洗净,加入适量红糖,饭锅内蒸熟食用。

功效:治疗缺铁性贫血。

6. 益母草 10 克择净清洗,加水适量煎,去渣取汁,之后加入粳米 100 克,煮烂成粥,加白糖适量调味,食用。

功效:瘀热阻滞所致的月经不调、痛经以及产后恶露不尽。

【农家巧用】

新鲜益母草嫩茎叶可食用。有研究认为益母草也可用于家畜产科病。

【使用注意】

孕妇忌用,血虚无瘀及阴虚血少者忌用。茺蔚子过服可导致中毒。

《经效产宝》:"忌铁器。"

《本草正》:"血热、血滞及胎产艰涩者宜之;若血气素虚兼寒,及滑陷不固者,皆非所宜。"

三、王不留行

【别名】

奶米、留行子、王牡牛、大麦牛、禁宫花、剪金花、金盏银台、麦蓝子等。

【来源】

石竹科植物麦蓝菜的干燥成熟种子。《日华子本草》称:"王不留行,根、苗、花、子并通用。"

【主产地】

除华南外,全国各地区都有分布。

【性味归经】

苦,平,归肝、胃经。

【主要功用】

活血通经,下乳,消痈,利尿通淋。用于血瘀经闭,痛经,产后乳汁不下及乳痈,热淋,血淋,石淋。

【典籍摘录】

《神农本草经》:"主金疮,止血逐痛,出刺,除风痹内寒。"

《日华子本草》:"治发背,游风,风疹,妇人血经不匀及难产。"

《名医别录》:"止心烦鼻衄,痈疽恶疮,瘘乳,妇人难产。"

【现代应用】

研究表明王不留行具有抗早孕作用,同时又能调节生理功能,影响体内代谢。王不留行又是通乳的良药,常与穿山甲同用,俗谚有"穿山甲,王不留,妇人服了乳长流"的说法。耳穴贴压疗法中,一般采用王不留行籽贴压不同穴位防治多种疾病。

【食疗应用】

1. 猪蹄两只煎汤,取此汤煎黄芪 30 克、当归 6 克,党参 24 克,麦冬、生地黄各 12 克,白通草 6 克,桔梗、王不留行各 10 克,生菜籽 3 克,服用,每日一剂。

功效:气血两虚所致缺乳。

2. 王不留行、白芷,等分为末,干搽头上,第二天清晨篦去。

功效:治疗头皮屑。

3. 王不留行研为末,每服 3 克,水送下。

功效:治疗便血。

【使用注意】

孕妇禁用。

《本草汇言》:"失血病、崩漏病并须忌之。"

四、小蓟

【别名】

刺儿菜、曲曲菜、木刺艾、青青菜、荠荠菜、刺角菜、白鸡角刺、野红花、枪刀菜、牛戳刺等。

【来源】

为菊科植物小蓟的全草或根。生用或炒炭用。

【主产地】

全国各地均产。

【性味归经】

苦、甘,凉,归心、肝经。

【主要功用】

凉血止血,用于血热妄行所致的出血证。散瘀解毒,用于热毒痈肿。

【典籍摘录】

《食疗本草》:"取菜煮食之,除风热。根,主崩中,又女子月候伤过,捣汁半升服之。金疮血不止,接叶封之。夏月热,烦闷不止,捣叶取汁半升之。"

《日华子本草》:"根,治热毒风并胸脯烦闷,开胃下食,退热,补虚损。苗,去烦热,生研汁服。"

《本草图经》:"生捣根绞汁服,以止吐血、衄血、下血。"

【现代应用】

现代研究证明小蓟可明显缩短出血时间,能降低血液胆固醇并有利胆作用,并有一定的抑菌抗炎作用。

【鲜品偏方】

1. 鲜小蓟茎、叶,洗净切碎,绞汁一小杯,加入生地黄汁一小杯,白术 15 克,水煎减半,温服。

功效:治崩中下血,月经过多。

2. 鲜小蓟根 30 克,洗净锉细,水煎服。

功效:尿道炎尿血。

3. 鲜小蓟全草 100 克煎汤外洗,每日 3 次。

功效:治疗霉菌、滴虫性阴道炎,外阴瘙痒。

【食疗应用】

1. 小蓟根叶 50 克锉碎,益母草去根 50 克切碎,水煎服。

功效:治疗流产后出血不止。

2. 玉米须 20 克、小蓟 30 克、五花肉 200 克,炖服。

功效:治疗劳伤吐血。

3. 夏枯草 5 克、槐花 3 克、小蓟 3 克、绿茶 3 克,200 毫升开水冲泡 5—10 分钟,代茶饮。

功效:治疗肝火上炎所致脑溢血、眼底出血、鼻血、尿血、痔疮出血等。

【农家巧用】

小蓟是农田常见杂草,也是常见的山野菜,嫩茎叶可食用。农家可就地取材用小蓟治疗多种出血性疾病,也可用于治疗家禽家畜的多种出血性疾病。

【使用注意】

脾胃虚寒,便溏泄泻,血虚者慎用。

《品汇精要》:"忌犯铁器。"
《本草汇言》:"不利于气虚。"

五、槐花

【别名】
豆槐、槐米等。

【来源】
为豆科落叶乔木槐的花朵或花蕾。花未开时采收花蕾,称槐米。花初开放时采收花朵,称槐花。生用偏于清热泻火,止血炒炭用。

槐角为槐的干燥成熟果实,也可入药。苦、寒,归肝、大肠经,可清热泻火,凉血止血。《抱朴子》中称:"槐子服之补脑,令人发不白而长寿。"

槐叶入药,味苦,性平,归肝、胃经,可凉血解毒,清肝泻火,燥湿杀虫。

槐的嫩枝味苦性平,归心、肝经,可散瘀止血,清热燥湿,祛风杀虫。

槐的树脂为槐胶,味苦性寒,归肝经,可平肝、息风、化痰。

槐根味苦性平,归肺、大肠经,可散瘀消肿,杀虫。

槐耳为长在槐树上的木耳,苦、辛、性平,归肝、脾、大肠经,可止血、止痢、抗癌。

槐白皮为槐的树皮或根皮的韧皮部。味苦性平,归肺、心、肝、大肠经,可祛风除湿,敛疮生肌,消肿解毒。

【主产地】
栽培品分布于全国各地。

【性味归经】
味苦,性微寒,归肝、肺、心、大肠经。

【主要功用】
凉血止血,用于血热出血证,主肠风便血、痔疮下血、血痢、尿血、血淋、崩漏、吐血、衄血等。清肝火,用于肝火上炎之头痛头胀、目赤肿痛、眩晕等。

【典籍摘录】

《本草纲目》:"炒香频嚼,治失音及喉痹。又疗吐血,衄,崩中漏下。"

《日华子本草》:"治五痔,心痛,眼赤,杀腹脏虫及热,治皮肤风,并肠风泻血,赤白痢。"

《本草求原》:"为凉血要药。治胃脘卒痛,杀蛔虫。"

【现代应用】

本品能减少毛细血管的通透性及脆性,缩短出血时间,增强毛细血管的抵抗力。有降血压、防治动脉硬化、扩张冠状血管、改善心肌血液循环等作用。并有抗炎、解痉、降血脂、抗溃疡等作用。本品为"凉血要药",目前广泛用于吐血、鼻出血、尿血、便血、痔疮出血以及妇女月经量多,并用于出血倾向的高血压。

槐花目前也广泛用于保健用途,以它为原料制成的食品、饮品也很畅销。

【鲜品偏方】

新鲜槐叶 200 克,入开水中浸泡洗净,捣泥,先用此水洗净患部,将槐叶泥敷患处,每日更换一次。

功效:治疗慢性湿疹。

【食疗应用】

1. 炒槐花、煅牡蛎等量为末,每服 9 克,白酒送下。

功效:治疗白带量多。

2. 槐花、荆芥穗等量,研为末,每服 9 克,白酒送下。

功效:治疗痔疮便血。

3. 槐花、槐角等量,炒香炒黄,研为细末。用羊血蘸药,烤熟后用白酒送服。

功效:治疗脱肛。

4. 槐花炒黄研成细粉,每次 3 克,每日 2 次,饭后用温开水送服。

功效:治疗银屑病。

5. 槐角烧炭存性(表面枯黑,里面焦黄为度),用芝麻油调敷患处。

功效:治疗烫伤。

6. 槐根 100 克煎水外洗。

功效:治疗痔疮。

7. 槐白皮 50 克,荆芥穗 30 克,用醋煎,加少许盐,趁热口含,冷却后吐出。

功效:治疗牙齿疼痛。

8. 槐花两地粥:生地、地骨皮、槐花各 30 克洗净,水煎取汁,之后加粳米 50 克煮烂成粥食用。

功效:高血压食疗方。

【农家巧用】

槐是农村常见树种,槐的花、叶、根、枝等均可入药;木材可供建筑或制农具和家具用,材质优良;种子可榨油制皂。槐的经济价值高,适宜栽植。

【使用注意】

本品苦寒,脾胃虚寒者慎用。孕妇慎服。

槐树是农村常见树种,宜于就地取材,药用或食疗用,但槐花要与刺槐花区分,后者是豆科植物刺槐的花,也叫洋槐花。

六、白茅根

【别名】

茅根、兰根、茹根、地筋、地节根、兼杜、坚草根、甜草根、丝毛草根、寒草根等。

【来源】

为禾本科多年生草本植物白茅的根茎。生用或炒炭用。以鲜品为佳,可捣汁服。多生用,止血炒炭用。

白茅花为白茅的花穗,晒干用。甘温,止血,定痛。主吐血、衄血、外伤。

【主产地】

分布于东北、华北、华东、西北、中南、西南等地。

【性味归经】

甘,寒,归肺、胃、膀胱经。

【主要功用】

凉血止血,用于血热妄行之出血证,如咳血、吐血、衄血、尿血等。清热利尿,用于热淋,水肿等。本品还可清肺、胃热,治温热烦渴,胃热呕吐,肺热咳嗽及湿热黄疸等。可解白薯莨、南椰、罂粟等中毒。

【典籍摘录】

《本草图经》:"茅根,今处处有之。春生芽,布地如针,俗间谓之茅针,亦可啖,甚益小儿。夏生白花,茸茸然,至秋而枯,其根至洁白,亦甚甘美,六月采根用。"

《本草纲目》:"白茅根,甘能除伏热,利小便,故能止诸血、哕逆、喘急、消渴,治黄疸水肿,乃良物也。"

《医学衷中参西录》:"白茅根必用鲜者,其效方著。春前秋后剖用之味甘,至生苗盛茂时,味即不甘,用之亦有效验,远胜干者。"

【现代应用】

本品具有利尿、解热、止血作用,对痢疾杆菌有轻度抑制作用。此外还有镇静、解热、镇痛等作用,本品可用于治疗肾炎、肝炎、水肿、高血压等疾病。

【鲜品偏方】

1. 鲜白茅根 100 克,瘦猪肉 200 克,共煮调味食用。

功效:用于肝炎的食疗方。

2. 鲜白茅根 200 克洗净切碎,加水煎煮去渣取汁,加入粳米 50克,煮烂成粥服食。

功效:急性肾炎,小便不利,尿血等症食疗方。

【食疗应用】

1. 桑菊薄竹饮：桑叶、菊花各 5 克，薄荷 3 克，竹叶、白茅根各 30 克洗净，放入茶壶内，用开水泡 10 分钟，代茶饮。

功效：辛凉解表，适用于风热感冒。

2. 白茅根 50 克，罗布麻叶 20 克，仙鹤草 50 克，水煎服。

功效：治疗高血压。

3. 白茅根 100 克，水煎服。

功效：治疗尿道炎，尿急、尿频、尿痛。

4. 白茅根炒炭为末，加米泔水，每次 6 克，服用，局部外敷。

功效：治疗鼻出血。

5. 白茅花适量，干敷伤口。轻轻加压后包扎。

功效：治疗刀伤出血。

【农家巧用】

白茅本是农耕地区的田间杂草，农家可在耕作中采集鲜品药用或食疗。因为市场需求量大，目前也多有栽培品。

【使用注意】

本品药性寒凉，脾胃虚寒、溲多不渴者忌服。孕妇慎用。

白茅根忌犯铁器。切制白茅根忌用水浸泡。

七、艾叶

【别名】

艾、家艾、艾蒿、黄草、草蓬、艾蓬、狼尾蒿子、香艾、野莲头、阿及艾等。

【来源】

为菊科多年生草本植物艾的干燥叶。生用、制绒或炒炭用。

艾实为艾的果实，苦、辛、热，无毒，有温肾壮阳的作用。

【主产地】

分布于全国大部分地区。

【性味归经】

苦、辛,温,归肝、脾、肾经。

【主要功用】

温经止血,用于虚寒出血,尤宜于崩漏。调经安胎,用于下焦虚寒或寒客胞宫所致的月经不调、痛经、宫冷不孕、胎漏下血、胎动不安等。除湿止痒,用于湿疹瘙痒。外用供灸治或熏洗用。

【典籍摘录】

《本草纲目》:"凡用艾叶,须用陈久者,治令细软,谓之熟艾,若生艾灸火,则伤人肌脉。"

《名医别录》:"主灸百病。可作煎,止下痢,吐血,下部匿疮,妇人漏血。利阴气,生肌肉,辟风寒,使人有子。"

《本草再新》:"调经开郁,理气行血。治产后惊风,小儿脐疮。"

【现代应用】

现代研究发现本品具有平喘、镇咳及祛痰、抗过敏、抑菌作用,可治疗喘息型慢性支气管炎、肺结核喘息症、慢性气管炎、支气管哮喘、过敏性皮炎、过敏性鼻炎、荨麻疹等,并可用治慢性肝炎、急性菌痢、妇女白带、寻常疣等。

艾是温灸的主要药料,将本品捣成绒,制成艾条、艾柱等,用之熏灸体表穴位,能使热气内注筋骨,温煦气血。艾叶除了制艾绒、艾条,也可提炼艾油等产品。

【鲜品偏方】

1. 鲜艾叶 20 克,洗净、切碎,加清水浸泡 4—6 小时,水煎,加适量白糖调味,代茶饮。

功效:治疗慢性支气管炎。

2. 鲜艾叶 200 克,洗净、切碎,加少量清水捣汁服用。

功效:驱蛔杀虫。

【食疗应用】

1. 艾叶 20 克,生姜 20 克,煎浓汁服用。

功效:治疗便血。

2. 炒艾成炭吹入鼻中,或用棉签蘸后塞鼻孔。

功效:治疗鼻出血。

3. 艾叶煮鸡蛋:艾叶 15 克,鸡蛋 2 枚,加适当清水煮至蛋熟,剥去壳后再煮 10 分钟,加入适量红糖调味,吃蛋喝汤。

功效:宫寒不孕症食疗方。

4. 艾叶粥:艾叶 10 克洗净,加清水适量煎取汁,后加粳米 100 克煮烂成粥,加适量白糖或红糖调味。

功效:虚寒腹痛、月经不调等的食疗。

【农家巧用】

嫩艾叶可食用。艾蒿可用于驱蚊杀虫,可作为农药的补充品或无公害产品的生物农药。艾蒿或其提炼后的废料可用作禽畜保健饲料。

【使用注意】

本品药性温燥,阴虚血热者慎用。一次大量口服可致中毒。

八、椿白皮

【别名】

椿皮、香椿皮、春颠皮。

【来源】

楝科植物香椿树皮或根皮的韧皮部。

香椿叶可入药,苦、甘、平,归心、脾、大肠经,可消炎、解毒、杀虫。嫩叶可食用。《随息居饮食谱》称:"多食壅气动风,有宿疾者勿食。"

果实(香椿子)和树汁(椿尖油)也可入药。香椿子性温,味辛、苦,归肝、肺经,可祛风散寒、止痛。

【主产地】

分布于华北、华东、中南、西南等地。

【性味归经】

苦、涩、微寒,归大肠、胃经。

【主要功用】

除热,燥湿,止血,涩肠,杀虫。可治肠风便血,崩漏带下,遗精,久泻,久痢,疳积,蛔虫等。

【典籍摘录】

《本草纲目》:"椿、樗、栲,乃一木三种也。椿木皮细肌实而赤,嫩叶香甘可茹;樗木皮粗肌虚而白,其叶臭恶,歉年人或采食;栲木即樗之生山中者,木亦虚大,梓人抑或用之,然爪之如腐朽,故古人以为不材之木,不似椿木坚实可入栋梁也。"

《本草汇言》:"香椿,杀蛔虫、解蛊毒、止疳痢之药也。"

《医林纂要》:"泄肺逆,燥脾湿,去血中湿热。治泄泻、久痢、肠风,崩、带,小便赤数。"

【鲜品偏方】

1. 香椿炒鸡蛋:香椿嫩叶或芽 100 克洗净,用开水略焯,捞出沥干水,切碎入碗内,鸡蛋 3 枚磕入,加适量盐,搅匀,起油锅,投入炒匀即可出锅。

功效:可增强人体抗病防病能力,增食欲、防感冒、解疲劳。

2. 香椿拌黄豆:水发黄豆 150 克(略发芽者佳)洗净煮熟,香椿嫩叶或芽 50 克洗净,用开水略焯,捞出沥干水,切碎,二者入调盆,加盐、味精、芝麻油等拌匀食用。

功效:更年期女性食疗方。

3. 香椿芽 250 克,搓碎后以红枣泥和为丸,每丸重约 3 克,每次服两丸,每日服两次,温开水送服。

功效:胃溃疡食疗。

【食疗应用】

1. 椿白皮 100 克,加水适量煎服,饮用。

功效:治疗湿热带下,白带量多。

2. 椿白皮锉成末、小米春粉,等量,用蜂蜜和做丸,服食。

功效:治疗小儿疳痢、蛔虫。

3. 椿白皮 25 克,石榴皮、红糖各 15 克,水煎服,每日两次。

功效:治疗痔疮便血。

【农家巧用】

香椿的嫩叶嫩芽是春季常见蔬菜,被称为"树上蔬菜",营养丰富,并具有食疗作用。香椿作为常见乔木,也是庭院、城市绿化的优选树种。

香椿子发芽率低,含油量高,油可食用,目前有相关保健品开发。

我国栽培的香椿种类较多,主要分紫香椿和绿香椿,紫香椿的品种可包括黑油椿、红油椿、焦作红香椿、西牟紫椿等;绿香椿的品种可包括青油椿、黄罗伞等。品种不同,特征各异,出产各具特色,在选择栽培时应分清品种。

采用香椿树子培育的香椿苗,是一年四季均可食用的蔬菜,因口感优于香椿叶芽,更受欢迎,营养价值与经济收益都很高。

【使用注意】

泻痢初起及脾胃虚寒者慎服。

《本草经疏》:"脾胃虚寒者不可用,崩带属肾家真阴虚者亦忌之,以其徒燥故也。凡带下积气未尽者亦不宜遽用。"

香椿和臭椿是两种不同的植物,香者为椿,臭者为樗,椿白皮和樗白皮药用功效相类似,但香椿叶芽可食用。

九、鸡冠花

【别名】

鸡髻花、鸡公花、鸡角枪、鸡冠苋、鸡骨子花等。

【来源】

为苋科植物鸡冠花的花序,晒干,生用。

鸡冠子为鸡冠花的种子,功效与鸡冠花大体相同。

鸡冠苗为鸡冠花的茎叶或全草,味甘、性凉,可清热凉血、解毒,用治吐血、衄血、崩漏、痢疾、痔疮、荨麻疹等。

【主产地】

栽培品见于全国大部分地区。

【性味归经】

味甘、涩,性凉,归肝、肾经。

【主要功用】

凉血止血,用于吐血、咳血、血淋、便血、痔漏下血;收涩止带,用于赤白带下;止痢,用于久痢不止。现代研究表明本品对阴道毛滴虫有良好作用。

【典籍摘录】

《本草纲目》:"治痔漏下血,赤白下痢,崩中,赤白带下,分赤白用。"

《滇南本草》:"止肠风下血,妇人崩中带下,赤痢。"

《玉楸药解》:"清风退热,止衄敛营。治吐血,血崩,血淋,诸失血证。"

【食疗应用】

1. 鸡冠花、风眼草各 30 克,水煎,先薰后洗患处。

功效:治疗痔疮。

2. 鸡冠花、防风各 100 克,研为末,用小米汤做丸,每次服用 10 克。

功效:治疗脱肛。

3. 鸡冠子 20 克,红枣 7 枚,水煎服。

功效:治疗夜盲。

4. 鸡冠花全草 200 克,水煎,内服外洗。

功效:治疗荨麻疹。

5. 鲜鸡冠花全草 100 克,捣烂敷患处。

功效:治疗蜈蚣咬伤。

6. 鸡冠花 30 克,绿茶茶叶 5 克,共煎,饮用。

功效:收涩止带,可用于滴虫性阴道炎食疗。

【农家巧用】

鸡冠花是农村常见花卉,也常用于城市、苗圃绿化,同时鸡冠花又具有治病、保健功效,也可用来制作养生膳食。农家可就地取材,巧妙发挥鸡冠花的各项功用。

十、药食同源

（一）木耳

【别名】

黑木耳、木檽、蕈耳、树鸡、木菌、云耳、耳子、光木耳等。

【来源】

为木耳科真菌木耳、毛木耳及皱木耳的子实体,晒干,生用。

【主产地】

栽培品见于全国大部分地区。

【性味归经】

味甘、性平,归肺、脾、胃、肝、肾、大肠经。

【主要功用】

养血止血,用于气虚血亏、咳血、衄血、血痢、崩漏、痔疮出血等;润肺止咳,用于肺虚久咳;并可用于跌打损伤。现代研究表明本品具有降压、抗癌、抗凝血、提高机体免疫力、延缓衰老、抗炎、抗辐射、抗溃疡、抗真菌、降血糖等多方面的作用。

【典籍摘录】

《日用本草》:"治肠癖下血,又凉血。"

《药性切用》:"润燥利肠。"

《随息居饮食谱》："补气耐饥,活血,治跌扑伤。凡崩淋血痢,痔患肠风,常食可瘳。"

【食疗应用】

1. 木耳、荆芥各 20 克,加适量水,煎汤,含漱。

功效:治疗牙痛。

2. 木耳 30 克,水发,洗净,加适量水煮烂,加适量白糖调味,食用。

功效:用于吐血、便血,痔疮出血,月经量多等的食疗。

3. 黑木耳 10 克,水发洗净切碎,豆腐 60 克切片,起油锅煎炒,食用。

功效:动脉硬化食疗方。

4. 黑木耳 30 克水发洗净切碎,猪瘦肉 200 克切片,红枣 20 枚洗净,入砂锅,加适量水煮熟至肉烂,食用。

功效:孕期贫血食疗方。

5. 木耳 60 克,炒至见烟为度,加血余炭(头发炒成炭)10 克,共研细末,每次服 10 克,温开水或淡醋送下。

功效:用于妇女崩中漏下,月经量多。

【农家巧用】

木耳既可药用,更是一种味道鲜美的食材,广泛应用于保健、美容领域,营养价值极高。农民朋友可以因地制宜,利用当地的各种农业副产品生产,如树木锯末、秸秆、玉米棒、棉籽壳等。最好的黑木耳基料是硬杂木,其中又以柞木最好。

【使用注意】

虚寒溏泻者慎服。

新鲜木耳中含有一种化学名称为"卟啉"的特殊物质,食用后可能导致日光性皮炎,因此木耳不宜鲜吃,宜晒干食用。

《本草纲目》："木耳各木皆生,其良毒亦必随木性,不可不审。"

（二）芸薹

【别名】

油菜、寒菜、胡菜、苔芥、青菜、薹菜等。

【来源】

为十字花科植物油菜的根、茎和叶。

芸薹子为油菜的种子,辛、甘、平,归肝、肾经,可活血散瘀消肿、润肠通便,用于痛经、肠风下血、产后恶露不尽、血痢、风湿关节肿痛、痈肿丹毒、乳痈等。

芸薹子油为油菜子榨取的油,功效与芸薹子相似,还可用于治疗烫伤。

【主产地】

原产中国,全国各地均有栽培。

【性味归经】

味辛、甘,性平,归肺、肝、脾经。

【主要功用】

凉血活血,解毒消肿。用于劳伤吐血、血痢、丹毒、热毒疮肿、乳痈。

【典籍摘录】

《千金方·食治》:"主腰脚痹,又治油肿丹毒。"

《日华子本草》:"治产后血风及瘀血。"

《开宝本草》:"破症瘕结血。"

【食疗应用】

1. 鲜芜菁根 100 克,鲜芸薹苗叶根 100 克,洗净捣烂,用鸡蛋清调和,敷于局部,干即更换。

功效:治疗热毒肿痛、毛囊炎等。

2. 芸薹子、生地黄等量,研为末。每服 10 克,姜 7 片,酒、水各半,童子便适量,煎服。

功效:治疗产后血晕。

3. 芸薹子 3 克,川大黄 10 克,研为细末,取少许吹鼻中。

功效:治疗偏头痛。

4. 芸薹子适量研末,或芸薹子油适量,敷患处。

功效:治疗烧烫伤。

【农家巧用】

油菜可食用、可榨油,也可做家禽家畜的青绿饲料。油菜可分为白菜型油菜、芥菜型油菜和甘蓝型油菜,不同品种特点和利用价值有差异,需仔细区别。

【使用注意】

麻疹后、疮疥、目疾患者不宜食。

《百病方》:"狐臭人食之,病加剧。"

《随息居饮食谱》:"发风动气,凡患腰脚口齿诸病,及产后、痧痘、疮家痼疾,目证,时感皆忌之。"

(三)荠菜

【别名】

护生草、羊菜、鸡心菜、净肠草、菱角菜、清明菜、香田芥、枕头草、地米菜、鸡脚菜、烟盒草等。

【来源】

为十字花科植物荠菜的全草,晒干,生用。

荠菜籽为荠菜的种子,甘、平,归肝经,可祛风明目。

荠菜花为荠菜的花序,甘、凉,归大肠经,可凉血止血、清热利湿,作用与荠菜类似。

【主产地】

全国各地均有分布或栽培。

【性味归经】

味甘、淡,性凉,归心、肝、肺经。

【主要功用】

凉血止血,用于吐血、衄血、咯血、尿血、便血、崩漏、月经过多;平肝明目,用于目赤疼痛;清利湿热,用于赤白痢、热淋。现代研究表明本品可用于高血压病、眼底出血、肾炎水肿、乳糜尿、痢疾等。

【典籍摘录】

《千金方·食治》:"杀诸毒。根,主目涩痛。"

《本草纲目》:"明目,益胃。"

《日用本草》:"凉肝明目。"

【食疗应用】

1. 荠菜 30 克,龙芽草 30 克,水煎服。

功效:治疗崩漏及月经过多。

2. 荠菜根 100 克洗净,捣绞取汁,洗局部。

功效:治疗红眼病。

3. 荠菜 30 克,马齿苋 60 克,水煎服。

功效:治疗血热妄行导致的妇女崩漏、月经过多、产后恶露不绝。

4. 荠菜子 60 克,大青叶 60 克,水煎服。

功效:治疗黄疸。

5. 荠菜、白茅根各 30 克,藕节 60 克,水煎服。

功效:用于咳血、衄血、吐血、尿血等。

【农家巧用】

荠菜是北方地区常见山野菜,多见于田间地头,也是田间杂草的一种,市场需求量不大,栽培品少见。也可见部分栽培品市售。

【使用注意】

脾胃虚寒者不宜食用。

第7章
理气类本草

一、橘皮

【别名】

陈皮。

【来源】

芸香科常绿小乔木植物橘及同属多种植物成熟果实的果皮。果实成熟时采收果皮,晒干或低温干燥,生用。以陈久者为佳,故称陈皮。

橘核为橘及同属多种植物的干燥成熟种子。苦、平,归肝、肾经,可理气,散结,止痛。用于小肠疝气,睾丸肿痛,乳痈肿痛。

橘皮的外层果皮称橘红,《医林纂要》中称:"橘红专入于肺,兼以发表。去皮内之白,更轻虚上浮,亦去肺邪耳。"

橘皮的白色内层果皮为橘白,《本草便读》中称:"橘白,(橘皮)去外一层红皮。其味带甘,其功固不如橘皮,而补脾胃药中用之,自无燥散之咎。"

橘络为果皮内的筋络,甘、苦、平,归肝、脾经,可通络化痰、理气、解酒。《本草纲目拾遗》中称:"金御乘云,橘丝专能宣通经络滞气,予屡用以治卫气逆于肺之脉胀甚有效。"

橘叶苦、平,归肝经,可行气解郁、化痰散结。可治乳腺炎、胸胁胀痛、疝气。

橘根味苦、辛、平,归脾、胃、肾经,可行气止痛。

【主产地】

广东、福建、四川等地。

【性味归经】

辛、苦,温,归脾、肺经。

【主要功用】

理气调中,用于脾胃气滞所致的脘腹胀满、恶心呕吐等证。燥湿化痰,用于湿痰、寒痰咳嗽。亦解鱼、蟹毒。

【典籍摘录】

《本草纲目》:"疗呕哕反胃嘈杂,时吐清水,痰痞,咳,疟,大肠秘塞,妇人乳痈。入食料解鱼腥毒。"

《日用本草》:"橘皮,能散能泻,能温能补,能消膈气,化痰涎,和脾止嗽,通五淋。中酒呕吐恶心,煎饮之效。"

《医林纂要》:"橘皮,上则泻肺邪,降逆气;中则燥脾湿,和中气;下则舒肝木,润肾命。主于顺气、消痰、去郁。"

【现代应用】

现代研究发现本品可扩张支气管,有祛痰、平喘作用;可降低毛细血管通透性、防止微细血管出血;增强纤维蛋白溶解、抗血栓形成;还有抗炎、抗溃疡、利胆作用。

【食疗应用】

1. 橘皮10克、生姜2片,开水冲泡代茶饮。

功效:胸闷、恶心、呕逆的食疗方。

2. 秋梨一只切碎,橘皮10克,加水适量同熬,服用。

功效:治疗秋燥咳嗽。

3. 陈皮50克,甘草10克,每日1剂,分两次服;严重者可每日两剂,煎服4次。

功效:治疗急性乳腺炎。

4. 橘核微炒打碎为末,一次3克,核桃肉一个,以温酒调服。

功效:酒糟鼻食疗方。

5. 橘核碾成细末,以25%酒精或稀释的白酒调湿,均匀铺于纱布上,敷于炎症处。干燥后更换。

功效:治疗急性乳腺炎。

6. 橘络10克,开水冲泡10分钟,代茶饮。

功效:宽胸理气,也可用于解酒。

【农家巧用】

橘子是常见的水果,除食用外,也有一定的药用价值,味甘、酸、平,归肺、胃经,可润肺生津,理气和胃。《本草拾遗》中称:"橘、柚酸者聚痰,甜者润肺,皮堪入药,子非宜人,其类有朱橘、乳橘、塌橘、山橘、黄淡子,此辈皮皆去气调中,实总堪食。"

吃橘子时不要将橘瓣外白色的筋络扯掉,可以同吃。

煮肉的时候放陈皮可以帮助去除腥味。

【使用注意】

气虚及阴虚燥咳患者不宜。吐血证慎服。

《本草经疏》:"中气虚,气不归元者,忌与耗气药同用;胃虚有火呕吐,不宜与温热香燥药同用;阴虚咳嗽生痰,不宜与半夏、南星等同用;疟非寒甚者,亦勿使。"

《本草汇言》:"亡液之证,自汗之证,元虚之人,吐血之证不可用。"

《本草从新》:"无滞勿用。"

《得配本草》:"痘疹灌浆时禁用。"

此外,橘子不宜与萝卜、牛奶同食。胃肠、肾、肺功能虚弱的老人不可多吃;橘络不宜与茶叶放在一起冲泡。

附:青皮

为橘及同属多种植物的幼果或未成熟果实的果皮。苦、辛,温。归肝、胆、胃经,可疏肝理气,散结消滞。常生用或醋拌炒用。醋制青皮可增加疏肝破气止痛之功;青皮炒炭后增强消食化滞、和胃止泻之功;酒青皮可增强辛散行气之力。

二、枳实

【别名】

鹅眼枳实。

【来源】

为芸香科常绿小乔木酸橙及其栽培变种或甜橙的幼果。生用或麸炒用。

枳壳为芸香科植物酸橙及其栽培变种的接近成熟的果实(去瓤),生用或麸炒用。苦、辛,微寒。归脾、胃、大肠经。作用较枳实缓和,长于行气开胸,宽中除胀,用于食积证,胃肠热结气滞证,痰滞胸脘痞满,胸痹结胸。《本草纲目》中称:"枳乃木名,实乃其子,故曰枳实。后人因小者性速,又呼老者为枳壳。"《本草衍义》中称:"枳实、枳壳,一物也。小则其性酷而速,大则其性和而缓。"

甜橙的橙叶辛、苦,性平,归肝经,可散瘀止痛。用于疮疡肿痛。

酸橙和甜橙是常见市售水果,同时也具有一定的保健食疗效果。

【主产地】

我国长江流域及其以南各省区均有栽培,主产于四川、江西、江苏、福建等地。

【性味归经】

苦、辛,微寒,归脾、胃、大肠经。

【主要功用】

破气消积,用于食积停滞,胃肠热积气滞证。化痰除痞,用于痰湿阻滞气机,胸脘痞满之证。

【典籍摘录】

《名医别录》:"除胸胁痰癖,逐停水,破结实,消胀满,心下急,痞痛,逆气,胁风痛,安胃气,止溏泄,明目。"

《本草纲目》:"枳实、枳壳大抵其功皆能利气,气下则痰喘止,气行则痰满消,气通则痛刺止,气利则后重除。"

《药品化义》:"枳实专泄胃实,开导坚结,故主中脘以治血分,疗脐腹间实满,消痰癖,祛停水,逐宿食,破结胸,通便闭,非此不能也。若皮肤作痒,因积血滞于中,不能营养肌表,若饮食不思,因脾郁结不能运化,皆取其辛散苦泻之力也。为血分中之气药,惟此称最。"

【现代应用】

研究发现本品可缓解小肠痉挛,增加胃肠收缩节律,增加冠脉、脑、肾血流量,降低脑、肾血管阻力。还能使胆囊收缩,奥狄括约肌张力增加,抑制血栓形成。

【鲜品偏方】

1. 鲜橙叶适量洗净,捣烂,外敷于患处。

功效:治疗疮疥红肿、毛囊发炎。

2. 鲜橙皮榨汁,将汁含着慢慢地咽下。

功效:治疗鱼骨鲠喉。

3. 鲜橙皮适量,加水煮汤,饮用。

功效:治疗口臭。

【食疗应用】

1. 枳壳(煨)、甘草各 3 克,加适量水煎取汁,服用。

功效:治疗小儿便秘。

2. 枳壳 10 克择净清洗,加水适量,浸泡 10 分钟,水煎取汁,之后加粳米 100 克煮烂成粥食用。

功效:用于肝郁气滞导致的胸胁胀满、呃逆、食欲不振等的食疗。

3. 枳壳、生姜各 10 克,用水煎服。

功效:治疗胃脘气滞疼痛。

4. 鲫鱼 300 克、黄芪 30 克、炒枳壳 15 克,分别用清水洗净,放入砂锅内,加清水适量,大火煮开后,用小火煮至鱼熟烂,加盐、鸡精、芝麻油调味食用。

功效:胃下垂食疗方。

【农家巧用】

橙类果实内果汁含量高达 43% ,可广泛用于配制饮料、食品,还可提炼芳香油、果胶、果冻,是化工、食品、制药、保健、美容、纺织工业中所必需的原料,具有广泛的市场应用价值和较好的经济效益。

【使用注意】

脾胃虚弱及孕妇慎用。

《医学入门》:"虚而久病,不可误服。"

《本草备要》:"孕妇及气虚人忌用。"

《得配本草》:"大损真元,非邪实者,不可误用。"

三、香附

【别名】

香头草、回头青、雀头香、莎草根、香附子、香附米、三棱草根、苦羌头等。

【来源】

为莎草科多年生草本植物莎草的根茎。生用或醋灸用,用时碾碎。

莎草的茎叶也可入药,名为莎草,味苦、辛、性凉,归肝、肺经,可行气开郁,祛风止痒,宽胸利痰。

【主产地】

分布于全国大部分地区,其中山东产者称东香附,浙江产者称南香附,品质较佳。

【性味归经】

辛、微苦、微甘,平,归肝、脾、三焦经。

【主要功用】

疏肝理气,用于肝气郁滞所致的胁肋作痛、脘腹胀痛及疝痛等证。调经止痛,用于月经不调、痛经及乳房胀痛等证。为妇科要药,

《本草纲目》称其"乃气病之总司,女科之主帅也"。

【典籍摘录】

《本草纲目》:"散时气寒疫,利三焦,解女郁,消饮食积聚,痰饮痞满,跗肿,腹胀,脚气,止心腹、肢体、头、目、齿、耳诸痛,痈疽疮疡,吐血,下血,尿血,妇人崩漏带下,月经不调,胎前产后百病。"

《汤液本草》:"治崩漏。"

《滇南本草》:"调血中之气,开郁,宽中,消食,止呕吐。"

【现代应用】

香附具有镇静催眠、解热镇痛、抑菌抗炎、强心、降低血压等作用,还可降低肠管紧张性,并具有一定的雌激素样作用。

【食疗应用】

1. 香附桃仁粥:香附 30 克水煎取汁,桃仁 15 克加水浸泡,研末取汁,粳米 50 克,加入香附汁、桃仁汁,加适量水煮烂成粥,加红糖适量调味食用。

功效:气滞血郁所致痛经。

2. 香附芡实粥:香附 10 克水煎取汁,加入芡实 15 克、粳米 50 克,加适量水煮烂成粥,加白糖适量调味食用。

功效:产后气郁,乳汁不下或乳少。

3. 香附煮鸡蛋:香附 10 克水煎取汁,鸡蛋 2 枚洗净放入,煮至蛋熟,剥去蛋壳,再煮 5 分钟,吃蛋喝汤。

功效:肝气郁滞导致的月经不调。

4. 陈皮(不去白)60 克,香附子(炒香,去毛)、紫苏叶各 120 克,甘草(炙)30 克,锉为粗末。每服 9 克,水煎服。

功效:防治流感。

5. 香附 30 克,川芎 15 克,水煎取汁,服用。

功效:气滞血郁所致偏正头痛。

【农家巧用】

莎草是一种田间阔叶杂草,存活能力较强,"假日亲寻药、公庭学种莎",掌握莎草和香附的药用价值,可以就地取材,变废为宝。

【使用注意】

凡气虚无滞、阴虚血热者忌服。勿使接触铁器。

《本草经疏》:"凡月事先期者,血热也,法当凉血,禁用此药。"

《本草汇言》:"独用、多用、久用,耗气损血。"

四、木香

【别名】

根据产地或来源又称云木香、川木香、广木香、青木香等。

【来源】

为菊科多年生草本植物云木香、川木香的根。生用或煨用。生用行气力强,煨用行气力缓而多用于止泻。

【主产地】

原产印度,过去因经广州进口,故多称广木香,现栽培品分布于我国陕西、甘肃、湖北、湖南、广东、广西、四川、云南、西藏等地,主产于云南者称云木香。

【性味归经】

辛、苦,温,归脾、胃、大肠、胆经。

【主要功用】

行气止痛,用于脾胃气滞证及泻痢里急后重。也可疏理肝胆,调中导滞。

【典籍摘录】

《药品化义》:"木香,香能通气,和合五脏,为调诸气要药。以此治痞闷噫气,水肿腹胀,痢疾脚气,皆调滞散气之功。"

《药性论》:"治女人血气刺心心痛不可忍,末,酒服之。治九种心痛,积年冷气,痃癖癥块,胀痛,逐诸壅气上冲烦闷。"

《本草通玄》:"理疝气。"

【现代应用】

现代研究发现本品具有降压作用,可利胆、抑菌,常用于治疗胆石症、胆绞痛。

【食疗应用】

1. 木香乌麦饮:木香 6 克,麦冬 15 克,乌梅 10 克,加水煎 10—15 分钟饮用。

功效:慢性萎缩性胃炎辅助治疗。

2. 木香 10 克洗净,加清水适量浸泡 10 分钟,水煎取汁,之后加粳米 100 克,煮烂成粥。

功效:脾胃气滞所致的消化不良。

3. 木香 3 克、陈皮 3 克焙脆研末,瘦猪肉 200 克切薄片,起油锅,放肉片翻炒,加清水炒熟,放木香陈皮末、食盐搅匀,佐餐食用。

功效:舒肝解郁止痛。

【使用注意】

阴虚津液不足者慎服。

《本草经疏》:"肺虚有热者,慎毋犯之。元气虚脱及阴虚内热,诸病有热,心痛属火者禁用。"

《得配本草》:"脏腑燥热,胃气虚弱者禁用。"

五、柿蒂

【别名】

柿钱、柿丁、柿子把、柿萼等。

【来源】

为柿科植物柿的宿存花萼。冬季果实成熟时采摘,晒干,生用。

柿霜为晒制柿饼时随着果肉水分的蒸发而渗出糖分的凝结物,淡黄或白色粉状,甘、凉,归心、肺经,可生津利咽,润肺止咳,用于口疮、咽喉痛、咽干咳嗽。

柿叶霜降后采收,晒干。苦、寒,归肺经,可止咳定喘,生津止渴,活血止血。

柿漆为柿科植物柿及同属植物的未成熟果实,经加工制成的胶状液。苦、涩,具有平肝作用,可用于治疗高血压。

未成熟的果实削取外果皮,鲜用,贴敷,对疔疮、无名肿毒有效。

【主产地】

栽培品分布于我国大部分地区。主要产地有河北、北京、河南、山东、山西等省市。

【性味归经】

苦、涩,平,归胃经。

【主要功用】

降气止呃。用于呃逆证。

【典籍摘录】

《本草求真》:"柿蒂,虽与丁香同为止呃之味,然一辛热而一苦平,合用深得寒热兼济之妙。如系有寒无热,则丁香在所必用,不得固执从治,必当佐以柿蒂。有热无寒,则柿蒂在所必需,不得泥以兼济之,必杂以丁香。"

《滇南本草》:"治气隔反胃。"

【现代应用】

现代研究发现本品具有镇静、抗心律失常以及抗生育作用。

【食疗应用】

1. 柿蒂适量(烧炭存性)为末,黄酒调服,或用姜汁、砂糖等量和匀,炖热慢慢服用。

功效:治疗呃逆不止。

2. 带柄柿蒂4—7枚,焙干存性,压成粉末,在月经干净后两天内用黄酒30毫升送服。

功效:可用于避孕。

3. 柿霜粥:柿霜10克,粳米50克。粳米加水煮粥,临熟加入柿霜,搅匀即可食用。

功效:治疗小儿肺热燥咳,咽干喉痛,口舌生疮。

【农家巧用】

中国是柿树的原产地,柿根据在树上软熟前能否自然脱涩分为甜柿和涩柿两大类。甜柿在中国仅有罗田甜柿一个品种,在日本品种较多。中国绝大部分品种属于涩柿类,主要有磨盘柿、镜面柿、水晶柿、扁花柿等。

柿的果实用途广泛,除供鲜食外,可制成柿饼、柿干、柿汁蜜、柿醋、柿脯等,也可再加工成糕点和风味小吃,并有一定药用价值。柿叶可制茶,具有通便利尿、净化血液、抗菌消肿等多种保健功能。

【使用注意】

柿子是秋冬季常见水果,但食用过程中需要注意的事项比较多:柿子不宜与酸菜、黑枣、鹅肉、螃蟹、甘薯、鸡蛋共同食用。

空腹、喝牛奶后慎吃生柿子;食柿后忌饮白酒、热汤、牛奶;食柿子前后不可食醋;贫血、糖尿病、脾胃泄泻、便溏、体弱多病、产后、外感风寒者忌食;慢性胃炎、排空延缓、消化不良等胃动力功能低下者,胃大部切除术后不宜食柿子。

六、荔枝核

【别名】

荔仁、枝核等。

【来源】

为无患子科植物荔枝的种子。夏季采收,晒干。用时捣碎,或盐水炒用。

荔枝叶入药、辛、苦、凉,归心经,可除湿解毒,主烂疮。《泉州本草》记载:"治耳后溃疡,晒干,烧存性,研末调茶油,抹患处。"

荔枝壳入药,苦、凉,归心经,用于痘疮不起、湿疹等。

荔枝根微苦、涩、温,归胃、脾、肾经,可理气止痛,解毒消肿。

【主产地】

主产于我国广东、广西、福建、台湾等地。

【性味归经】

辛、微苦,温,归肝、胃经。

【主要功用】

行气散结,散寒止痛。用于疝气痛、睾丸肿痛、胃脘久痛、痛经以及产后腹痛。

【典籍摘录】

《本草纲目》:"行散滞气,治颓疝气痛,妇人血气痛。"

《本草衍义》:"治心痛及小肠气。"

《本草备要》:"入肝肾,散滞气,辟寒邪,治胃脘痛,妇人血气痛。"

【现代应用】

现代研究发现本品具有降血脂和抗氧化作用。并对乙肝表面抗原有抑制作用。

【食疗应用】

1. 荔枝核、橘核各 9 克,小茴香 5 克,水煎服。

功效:治疗男子疝痛。

2. 荔枝 7 个,连皮核烧炭存性,研为末,用白开水或米汤送下。

功效:治疗呃逆不止。

【农家巧用】

荔枝与香蕉、菠萝、龙眼一同号称"南国四大果品",味道鲜美但不耐储藏。《本草纲目》上记载:"荔枝,炎方之果,性最畏寒,易种而根浮,其木甚耐久,有经数百年犹结实者。"

荔枝果实性热,不可多食。《海药本草》中称:"食之多则发热疮。"

荔枝的核、果皮、叶、根等均可入药。木材为上等名材。花多,荔枝花是优良的蜜源。

【使用注意】

《本草从新》:"无寒湿滞气者勿服。"

七、药食同源

(一)香橼

【别名】

枸橼、钩缘干、香泡树、香橼柑、香圆等。

【来源】

为芸香科常绿小乔木枸橼或香圆的干燥成熟果实。切片,生用。

香橼叶可入药,《滇南本草》中称其"治伤寒咳嗽"。

香橼根具有理气、消胀的作用,可治胃腹胀痛,风痰咳嗽,小儿疝气。

香橼露为枸橼或香圆果实的蒸馏液,有消痰逐滞的作用。

【主产地】

主产于我国江苏、浙江、湖北、湖南、广东、广西、云南、福建、台湾等地。

【性味归经】

味辛、微苦、酸、温,归肺、肝、脾、胃经。

【主要功用】

疏肝理气,宽中化痰。用于胸腹满闷,胁肋胀痛,咳嗽痰多。现代研究发现本品能促进肠胃蠕动和消化液分泌,排除肠内积气,并有祛痰、抗炎、抗病毒作用。

【典籍摘录】

《本经逢原》:"治咳嗽气壅。"

《医林纂要》:"治胃脘痛,宽中顺气,开郁。"

《本草通玄》:"理上焦之气,止呕逆,进食,健脾。"

【食疗应用】

1. 佛手香橼汤:佛手、香橼各 6 克,水煎去渣取汁,根据口味加适量冰糖。

功效:适用于肝郁气滞型脂肪肝。

2. 鲜香橼 12—15 克(干品 6 克),开水冲泡代茶饮。

功效:适用于肝痛,胃气痛。

3. 香橼叶 10 克,加适量水煎去渣取汁。

功效:适用于伤寒咳嗽。

4. 陈香橼 30 克(焙干),花椒、小茴香各 12 克,共研细末,每次服 3 克,每日两次,温开水送服。

功效:治疗胃痛胸闷,消化不良。

【使用注意】

阴虚血燥及孕妇忌用。

(二)佛手

【别名】

佛手柑、手柑等。

【来源】

芸香科柑橘属植物佛手的干燥果实。秋季果实尚未变黄或变黄时采收,纵切成薄片,晒干或低温干燥。

佛手花也可入药,微苦、微温,归肝、胃经,可疏肝理气,和胃快膈。

佛手根辛、苦,性平,归脾、胃、肾经,可疏肝理气,化痰和胃。

佛手露是佛手果实的蒸馏液。《中国医学大辞典》中称其可"悦脾,舒肝,宽胸,解郁,疏气,开胃进食。治气膈,烦热骨蒸"。

【主产地】

主产于四川、江苏、浙江、广东、福建等地。

【性味归经】

辛、苦,温,归肝、脾、胃、肺经。

【主要功用】

疏肝解郁,和中止痛,理气化痰。用于肝郁胸胁胀痛,脾胃气滞,以及久咳痰多,胸闷胁痛。

现代研究发现佛手对肠道平滑肌有明显的抑制作用;有扩张冠状血管,增加冠脉血流量的作用;佛手有一定的平喘、祛痰作用;可增强免疫功能。

佛手既具有较高的观赏价值,也具有珍贵的药用保健价值和经济价值,用途广泛,市场前景可观。

【典籍摘录】

《本草纲目》:"煮酒饮,治痰气咳嗽。煎汤,治心下气痛。"

《本草再新》:"治气舒肝,和胃化痰,破积,治噎膈反胃,消癥瘕瘰疬。"

《滇南本草》:"补肝暖胃,止呕吐,消胃寒痰,治胃气疼痛,止面寒疼,和中行气。"

【食疗应用】

1. 佛手9克、海藻15克洗净,加适量水煎取汁,之后加粳米60克,煮烂成粥,食用。

功效:甲亢食疗方。

2. 佛手15克,藿香9克,姜皮3克,加适量水煎,服用。

功效:哮喘的辅助疗法。

3. 佛手30克洗净切碎,粳米100克,加适量水共煮成粥,食用。

功效:老年胃弱、消化不良的食疗方。

4. 佛手姜糖饮:佛手、生姜各10克,加红糖适量,煎水饮;或以开水浸泡,代茶饮。

功效:用于肝胃气滞,胁肋、脘腹胀痛,呕逆少食。

5. 佛手花10克洗净,加适量水煎取汁。粳米50克加水适量煮烂成粥,兑入佛手花汁再略煮即成,食用。

功效:理气解郁,尤其适合更年期女性食用。

【使用注意】

阴虚有火,无气滞症状者慎服。

《本经逢原》:"痢久气虚,非其所宜。"

佛手(佛手柑)和佛手瓜不同,后者为葫芦科植物,果实常用作蔬菜,营养丰富,含锌量尤高。

(三)薤白

【别名】

薤白头、野蒜、小独蒜等。

【来源】

为百合科多年生草本植物小根蒜和薤的地下鳞茎。晒干,生用。

薤叶为薤白的叶,《肘后方》中记载:"治疥疮,煮洗佳,捣如泥敷亦得。"

【主产地】

分布于全国大部分地区。

【性味归经】

辛、苦,温,归肺、胃、大肠经。

【主要功用】

通阳散结,用于胸痹证。行气导滞,用于脘腹痞满胀痛,泻痢,里急后重。现代研究发现薤白能促进纤维蛋白溶解,降低动脉脂质斑块、血脂、血清过氧化脂质,抑制血小板聚集和释放反应,抑制动脉平滑肌细胞增生等。

【典籍摘录】

《本草纲目》:"治少阴病厥逆泻痢,及胸痹刺痛,下气散血,安胎。温补助阳道。"

《食疗本草》:"治妇人赤白带下。"

《本经逢原》:"捣汁生饮,能吐胃中痰食虫积。"

【食疗应用】

1. 鲜薤白 100 克,择净清洗捣烂,绞汁一次服完。

功效:用于胸痹疼痛、脘腹胀痛。

2. 薤白粳米粥:薤白 30 克,粳米 50 克,加水煮成稀粥服用。

功效:治疗痢疾或腹泻,肚腹胀满,泻而不爽,或用于治疗老年虚寒性慢性肠炎菌痢。

3. 瓜蒌薤白白酒汤:瓜蒌实 24 克,薤白 12 克,白酒适量,三味同煮,服用。

功效:通阳散结,豁痰下气,治胸痹痛,痰多喘闷、气短不得卧。

4. 薤白 30 克,加醋捣,敷肿处。

功效:治疗咽喉肿痛。

【农家巧用】

薤是一味古老的药食两用之品,薤白可以作为烹饪材料,也可加入各类菜肴中烹调以调味。

新鲜薤菜全株可用来腌吃、拌凉菜、炒菜,具有降压、降脂、促进消化、增进食欲等作用,是营养和经济价值都很高的保健蔬菜种类。

【使用注意】

气虚者慎用。不耐蒜味者少食。

《食疗本草》:"发热病人不宜多食。"

《本草汇言》:"阴虚发热病不宜食。"

《本草从新》:"滑利之品,无滞勿用。"

(四)茼蒿

【别名】

蓬蒿,蒿菜、菊花菜等。

【来源】

为菊科植物蒿子秆和南茼蒿的茎叶,春、夏季采收,鲜用。

【主产地】

栽培品可见于全国各地。

【性味归经】

味辛、甘,性凉,归心、脾、胃经。

【主要功用】

和脾健胃,用于脾胃不和、二便不通;消痰逐饮,用于咳嗽痰多;清心安神,用于烦热不安。现代研究表明本品可以降血压、防止记忆力减退,稳定情绪,更有助于消食开胃,增加食欲,其所含粗纤维有助肠道蠕动,促进排便,通腑利肠,适合便秘的更年期女性以及中老年人食用。

【典籍摘录】

《千金方·食治》:"安心气,养脾胃,消痰饮。"

《滇南本草》:"行肝气,治偏坠气疼,利小便。"

《得配本草》:"利肠胃,通血脉,除膈中臭气。"

【食疗应用】

1. 茼蒿 120 克,切碎,加水煎汤取汁,加入蜂蜜 30 克,溶化后,分 2—3 次服。

功效:润肺、止咳、化痰,用于肺燥或痰热咳嗽。

2. 茼蒿鱼头汤:胖头鱼鱼头 1 个(重约 250 克)洗净,去鳃,用刀剖开,生姜 30 克洗净,切片,鲜茼蒿 250 克洗净,起油锅,放入鱼头煎至微黄色。砂锅内加水适量,用大火烧开,放入鱼头、生姜片,用中火继续煲 10 分钟,再放入茼蒿,熟后加入食盐、味精即可食用。

功效:补肾益肝、健脑益智。适用于中老年人肝肾不足所致眩晕头痛、记忆力减退、失眠等。

【农家巧用】

目前,茼蒿普遍栽培作蔬菜食用,市售分为蒿子秆和茼蒿两类。

【使用注意】

胃虚泄泻者不宜多食。

第 8 章　补益类本草

一、党参

【别名】

黄参、防党参、上党参、狮头参等。

【来源】

为桔梗科植物党参、素花党参、川党参、管花党参、球花党参或灰毛党参等的干燥根。秋季采挖，洗净，晒干，切片生用，也可米炒、蜜炙。

【主产地】

分布于我国东北、华北及陕西、宁夏、甘肃、青海、河南、湖北、湖南、四川、云南、贵州、西藏等地。

【性味归经】

甘，平，归脾、肺经。

【主要功用】

补中益气，健脾益肺，用于肺、脾气虚证，气短心悸，食少便溏，虚喘咳嗽，内热消渴等。

【典籍摘录】

《本草正义》："党参力能补脾养胃，润肺生津，健运中气，本与人参不甚相远。"

《本草从新》："补中益气，和脾胃除烦渴。"

《本草纲目拾遗》:"治肺虚,益肺气。"

【现代应用】

现代研究发现党参能增强机体免疫功能,提高抗应激能力;具有强心、抗休克、抗心肌缺血、调节血压的作用;能增强造血功能,抑制血小板聚集,改善血流变,还可抑制溃疡形成,保护胃黏膜,调节胃肠运动,并有改善学习记忆能力的作用和抗疲劳作用。本品还具有一定的镇静、催眠、抗惊厥作用。

【食疗应用】

1. 参苓粥:党参、茯苓、生姜各 10 克,粳米 100 克。先将三味中药煎水取汁,后下米煮成粥。可加盐调味。

功效:用于脾胃虚弱,少食欲呕,消瘦乏力。

2. 参麻小米粥:党参 30 克、升麻 10 克,先煎去渣取汁,加小米 50 克煮烂为粥。

功效:适用于子宫下垂、气短乏力。

3. 两仪膏:党参、熟地黄各等分,加水煎取浓汁,另加等量白糖再煎至浓稠。每次吃 1—2 匙,或以温水冲化饮。

功效:用于气血两虚,体倦乏力,头晕目眩。

4. 党参猪肝汤:党参 10 克,猪肝 100 克。将猪肝洗净,去筋膜,切片,党参洗净,一同置于锅内,加适量清水,大火煮开后,改用小火炖煮至猪肝熟烂即可。佐餐食用。

功效:气虚贫血食疗方。

5. 党参核桃粥:党参 10 克,核桃(碎)2 枚,粳米 100 克,将党参煎水取汁,后下核桃、粳米共煮成粥,食用。

功效:益智食疗方。

【使用注意】

热证不宜单独服用。反藜芦。

《得配本草》:"气滞、怒火盛者禁用。"

《药笼小品》:"中满有火者忌之。"

《中华本草》:"实证、热证禁服,正虚邪实证,不宜单独应用。"

二、黄芪

【别名】

戴椹、独椹、蜀脂、百本、百药棉、大抽等。

【来源】

为豆科植物蒙古黄芪或膜荚黄芪的根。生用或蜜炙用。炙用补气升阳功效更好。

【主产地】

产于内蒙古、山西、甘肃、黑龙江等地。

【性味归经】

甘,微温,归脾、肺经。

【主要功用】

补气升阳,用于脾胃气虚、中气下陷及肺气虚证。益卫固表,用于表虚卫外不固之自汗,易感冒者。托毒生肌,用于气血不足之痈疽不溃或久溃不愈。《神农本草经》列本品为药中的上品。

【典籍摘录】

《本草汇言》:"黄芪,补肺健脾,实卫敛汗,祛风运毒之药也。"

《本草正》:"能补元阳,充腠理,治劳伤,长肌肉。"

《药品化义》:"黄芪,性温能升阳,味甘淡,用蜜炒又能温中,主健脾,故内伤气虚,少用以佐人参,使补中益气,治脾虚泄泻,疟痢日久,吐衄肠血,诸久失血后,及痘疹惨白。"

【现代应用】

现代研究发现本品能提高免疫机能和应激能力,延缓衰老,有强心、扩张血管、改善微循环、降低血压、抑制血小板聚集、促进骨髓造血及保肝、抗炎、抗菌、抗病毒等作用。

【食疗应用】

1. 黄芪山地粥:黄芪30 克,山药100 克,生地黄15 克。黄芪、生地黄煎水取汁,山药研为粉末;将前汁煮沸,频频撒入山药粉,搅匀,煮成粥,食用。

功效:糖尿病食疗方。

2. 黄芪片 50 克洗净,沸水冲泡 30 分钟,代茶饮。

功效:用于胃溃疡辅助治疗。

3. 黄芪炖鸡:黄芪 12 克洗净,装入纱布袋内,母鸡 1 只去毛、内脏清洗干净,入砂锅,加适当水,煮至肉烂,加葱、姜、盐等佐料适量。

功效:大病、久病、产后失血过多等气血亏虚食疗方。

4. 黄芪 12 克、当归 6 克,洗净,装入纱布袋内,嫩羊肉 200 克洗净,切小块,以上放入砂锅,加清水适量,再下姜、葱、精盐、料酒等调味料,以小火煮沸,去上沫,改小火煨炖至肉烂汤稠,食用。

功效:治疗肾气亏虚所致的遗尿、遗精、夜尿频多。

5. 黄芪粳米粥:黄芪 15 克洗净,煎水取汁,之后加粳米 100 克煮至米烂汤稠即可。

功效:气虚体弱、反复感冒的食疗方,也可用于儿童或老年人日常保健食疗。

6. 黄芪 12 克,红枣 6 枚(去核),水煎服。

功效:肺结核盗汗食疗方。

7. 黄芪 10 克,山药 20 克,莲子肉(去心)10 克,粳米 100 克洗净共煮粥食用。

功效:脾虚气弱所致腹泻或老年慢性腹泻食疗方。

8. 芪苓鲤鱼汤:黄芪 50 克、茯苓 30 克洗净,装入纱布袋中,鲤鱼 1 条洗净,去腮及肠杂,加水同煮,以生姜、盐调味,饮汤吃鱼。

功效:用于脾气虚弱,水肿,小便不利,或有蛋白尿;亦用于老人体虚气弱,小便点滴不畅。

【农家巧用】

黄芪的水浸液对马铃薯晚疫有抑制作用。黄芪是深根性植物,有保持水土的作用。

黄芪叶入药未见于古籍记载,但目前有部分研究认为其具有抗炎、抗衰老、保肝等作用,也有将其制成茶饮用的。

【使用注意】

表实邪盛,内有积滞,阴虚阳亢,气滞湿阻,疮疡阳证实证,痈疽初起或溃后热毒尚盛等均不宜用。

恶龟甲、白鲜皮,畏五灵脂,防风,反藜芦。

《本草新编》:"骨蒸、痨热与中满之人忌用。"

三、当归

【别名】

山蕲、白蕲等。

【来源】

为伞形科植物当归的根。酒制可增强活血化瘀的作用。

【主产地】

栽培品见于全国大部分地区,主要分布于甘肃、云南、四川、青海、陕西、湖南、湖北、贵州等地。

【性味归经】

甘、辛,温,归肝、心、脾经。

【主要功用】

补血,用于血虚诸证。活血止痛,用于瘀血作痛、跌打损伤、痹痛麻木。调经,用于月经不调、经闭、痛经。消肿生肌,用于痈疽疮疡。《神农本草经百种录》中称当归为"血家必用之药"、"养血之要品"。

【典籍摘录】

《药性论》:"止呕逆、虚劳寒热,破宿血,主女子崩中,下肠胃冷,补诸不足,止痢腹痛。单煮饮汁,治温疟,主女人沥血腰痛,疗齿疼痛不可忍。患人虚冷加而用之。"

《名医别录》:"温中止痛,除客血内塞,中风,痉,汗不出,湿痹,中恶客气、虚冷,补五脏,生肌肉。"

《日华子本草》："治一切风,一切血,补一切劳,破恶血,养新血及主癥癖。"

【现代应用】

现代研究发现本品能抗血栓、抑制血小板聚集、促进造血机能,能扩张血管、降压,抗心肌缺血、缺氧、缺糖,能促进免疫功能,对子宫平滑肌有兴奋和抑制的双向作用,还有保肝、镇静、镇痛、抗炎、抗辐射损伤等作用,并具有一定的抗衰老和美容作用。

【食疗应用】

1. 当归煮鸡蛋:当归 15 克,洗净,鸡蛋两枚洗净,放入锅中,加适量水煮至蛋熟,将鸡蛋取出剥去壳后继续煮 10 分钟,加入红糖适量食用。

功效:血滞型闭经或月经不调。

2. 当归 10 克、黄芪 20 克,洗净放入纱布袋中,鸡 1 只去毛和内脏清洗干净,一起放入砂锅,加适量水炖至肉烂,冬菇 30 克切片加入后再煮 5 分钟,加适量姜、葱、精盐调味食用。

功效:气血两虚,心律不齐,心悸等食疗方。

3. 当归 12 克、桃仁 9 克、白术 12 克洗净,置砂锅中,加水煮 30 分钟,去渣取汁加粳米 50 克煮烂为粥,食用。

功效:血瘀所致不孕的食疗方。

4. 何首乌、当归各 15 克洗净,装入纱布袋中,排骨 200 克,一起放入砂锅内加适量清水,大火烧开,小火炖至排骨酥烂,加食盐调味食用。

功效:常食能生发乌发。

5. 当归 20 克、益母草 30 克洗净,鸡蛋 2 枚,放入锅中,加适量水煮至蛋熟,将鸡蛋取出剥去壳后继续煮 10 分钟,吃蛋饮汤。

功效:适用于肾虚血亏、气滞血瘀、寒凝阻络引起的痛经、子宫内膜异位症等。

6. 当归 15 克,枸杞子 10 克,水煮代茶饮。

功效:贫血食疗方。

【农家巧用】

一般来讲,当归的茎、枝、叶、花均不入药,但是当归嫩叶可以食用,有一定的保健价值。

【使用注意】

大便溏泄、热盛出血、湿盛中满者慎用。畏菖蒲、海藻、生姜。

《本草经疏》:"肠胃薄弱,泄泻溏薄及一切脾胃病恶食、不思食及食不消,并禁用之,即在产后胎前亦不得入。"

《本草汇言》:"风寒未清,恶寒发热,表证外见者,禁用之。"

《雷公炮制药性解》:"风邪初旺及气郁者,宜少用之。"

《本草正》:"凡阴中火盛者,当归能动血,亦非所宜。"

《药笼小品》:"不宜于多痰、邪热、火嗽诸症。"

四、何首乌

【别名】

地精、亦敛、首乌、铁秤砣、红内消、陈知白、马肝石、黄花乌根、小独根等。

【来源】

为蓼科植物何首乌的块根。切片,干燥,为生首乌;以黑豆汁拌蒸,为制首乌。补益精血用制首乌,截疟、解毒、润肠通便用生首乌。

何首乌的藤茎药名为夜交藤,甘,平。归心、肝经。养心安神,祛风通络。用于虚烦不眠,多梦,血虚身痛,风湿痹痛。

何首乌叶微苦,性平,可解毒散结,杀虫止痒。《本草纲目》记载:"治风疮疥癣作痒,何首乌叶煎汤洗浴。"

【主产地】

产于我国华东、华中、华南、陕西南部、甘肃南部、四川、云南及贵州等地。

【性味归经】

生首乌甘、苦,平,归心、肝、大肠经;制首乌甘、涩,微温,归肝、肾经。

【主要功用】

补肝肾、益精血,用于肝肾精血亏虚之证。解毒,用于痈疽瘰疬。截疟,用于久疟。润肠通便,用于肠燥便秘。

【典籍摘录】

《药品化义》:"益肝,敛血,滋阴。治腰膝软弱,筋骨酸痛,截虚疟,止肾泻,除崩漏。"

《何首乌传》:"主治五痔,腰膝之病,冷气心痛,积年劳瘦,痰癖,风虚败劣,长筋力,益精髓,壮气,驻颜,黑发,延年,妇人恶血萎黄,产后诸疾,赤白带下,毒气入腹,久痢不止。"

《滇南本草》:"涩精,坚肾气,止赤白便浊,缩小便,入血分,消痰毒。治赤白癜风,疮疥顽癣,皮肤瘙痒。截疟,治痰疟。"

【现代应用】

现代研究发现本品能促进造血功能,增强免疫功能,降血脂、抗动脉粥样硬化及延缓衰老,并有保肝、抗菌、泻下及增加冠脉流量、抗心肌缺血等作用。生首乌经炮制后不再有泻下作用。

【食疗应用】

1. 何首乌煨鸡:何首乌 30 克研末,母鸡 1 只去毛及内脏洗净,用纱布袋包何首乌粉放入鸡腹内,置于砂锅,加水适量,生姜数片,小火炖至肉烂,加食盐适量即可。

功效:血虚阴亏所致失眠、脱肛、子宫脱垂等。

2. 首乌明目粥:何首乌 30 克、枸杞子 15 克,决明子 15 克、杭菊 5 克,清水洗净浸泡半小时,煎煮去渣取汁,之后加入粳米 100 克,煮粥食用。

功效:老年白内障、玻璃体混浊等食疗方。

3. 制何首乌 200 克,黑芝麻 200 克,山药 200 克。何首乌、山药切片炒干,研为细粉,黑芝麻洗净,晒干,炒熟,研为细粉。三者混合拌匀装瓶,食用时用开水调成稀糊状即成。

功效:滋补肝肾,健脑益智。适用于肝肾不足所致失眠、视力减退、健忘、须发早白等。也可作为老人和儿童的保健食品。

4. 小麦黑豆夜交藤汤:小麦 60 克、黑豆 30 克、夜交藤 15 克,洗净,水煎取汁,饮用。

功效:心肾不交之失眠、心烦或老年性失眠。

5. 何首乌叶 50 克,水煎外洗。

功效:治疗湿疹疮疡。

【使用注意】

便溏及有痰湿者不宜用。忌铁器,不宜与富含铁离子的药物同用。

《何首乌传》:"忌猪肉、血、无鳞鱼。"

《医学入门》:"忌萝卜。"

《本草纲目》:"忌葱、蒜。"

五、菟丝子

【别名】

豆寄生、无根草、无娘藤、黄藤子、黄丝藤、龙须子、萝丝子、缠龙子、黄湾子、金黄丝子等。

【来源】

为旋花科草本植物菟丝子的干燥成熟种子。秋季果实成熟时采收,生用或盐水炙用。

【主产地】

分布于我国华北、华东、中南、西北及西南各省,有成片群居的特性。

【性味归经】

甘,温,归肝、肾、脾经。

【主要功用】

补肾固精,缩尿止带,用于肾虚腰痛、阳痿遗精、尿频、带下等。养肝明目,用于肝肾不足,目暗不明。温阳止泻,用于脾肾两虚之便溏腹泻。安胎,用于肝肾不足之胎漏下血、胎动不安。

【典籍摘录】

《本草汇言》:"菟丝子,补肾养肝,温脾助胃之药也。但补而不峻,温而不燥,故入肾经,虚可以补,实可以利,寒可以温,热可以凉,湿可以燥,燥可以润。"

《本经逢原》:"菟丝子,祛风明目,肝肾气分也。其性味辛温质粘,与杜仲之壮筋暖腰膝无异。其功专于益精髓,坚筋骨,止遗泄,主茎寒精出,溺有余沥,去膝胫酸软,老人肝肾气虚,腰痛膝冷,合补骨脂、杜仲用之,诸筋膜皆属于肝也。"

《本草正义》:"菟丝为养阴通络上品。"

【现代应用】

现代研究发现本品具有壮阳作用,可调节内分泌、调节心率、降压,并具有延缓白内障形成的作用。此外,研究提示本品可能具有一定的抗菌、抗肿瘤作用。

【鲜品偏方】

鲜菟丝子30克,水煎服。

功效:可用于糖尿病。

【食疗应用】

1. 菟丝子15克,艾叶30克,川芎10克,洗净,放入纱布袋中,鹌鹑2只去毛与内脏洗净,一起放入砂锅中,加入适量水炖至肉烂,食用。

功效:女子宫寒不孕。

2. 菟丝子20克、覆盆子15克洗净,加适量水煮,去渣取汁,麻雀5只去毛及肠杂洗净,粳米100克,将麻雀与粳米加入药汁煮粥,加盐、姜适量调味,服食。

功效:适用于肝肾不足的阳痿、早泄等症。

3. 菟丝子10克,研碎,红糖适量放入茶杯中,开水冲泡,代茶频饮。

功效:男子不育食疗方。

4. 菟丝子粳米粥:菟丝子 60 克,洗净,加适量水煮,去渣取汁,之后加粳米 100 克煮烂成粥,加适量白糖调味。

功效:明目食疗方。

5. 菟丝子 12 克,桑寄生 15 克,阿胶 15 克(烊化),川续断 9 克,当归 12 克,水煎服。

功效:治疗习惯性流产。

【农家巧用】

菟丝子原本是田间杂草,不利于农作物生长,但是菟丝子也是一味中药,并被《神农本草经》列为上品,因此可以巧加利用。

用菟丝子水煎剂浸泡过的桑叶养蚕,对蚕的幼虫期和全虫生存期均有延长作用。

【使用注意】

阴虚火旺,大便秘结,小便短赤者不宜服用。

《本草经疏》:"肾家多火,强阳不痿者忌之,大便燥结者亦忌之。"

《得配本草》:"孕妇、血崩、阳强、便结、肾脏有火、阴虚火动,六者禁用。"

六、麦冬

【别名】

麦门冬、沿阶草。

【来源】

为百合科沿阶草属植物麦冬的干燥块根。生用。

【主产地】

栽培品见于全国很多地区,主产于浙江、四川。

【性味归经】

甘、微苦、微寒,归心、肺、胃经。

【主要功用】

润肺养阴,用于阴虚燥咳。益胃生津,用于胃阴不足口渴、消渴,津亏便秘。清心除烦,用于温病热扰营血及阴虚有热之心烦不眠。

【典籍摘录】

《本草汇言》:"麦门冬,清心润肺之药也。主心气不足,惊悸怔忡,健忘恍惚,精神失守;或肺热肺燥,咳声连发,肺痿叶焦,短气虚喘,火伏肺中,咯血咳血;或虚劳客热,津液干少;或脾胃燥涩,虚秘便难;此皆心肺肾脾元虚火郁之证也。"

《药性论》:"治热毒,止烦渴,主大水,面目肢节浮肿,下水。治肺痿吐脓,主泄精。"

《药品化义》:"麦冬,润肺,清肺,盖肺若气上逆,润之清之,肺气得保,若咳嗽连声,若客热虚劳,若烦渴,若足痿,皆属肺热,无不悉愈。"

【现代应用】

现代研究发现本品能增强垂体肾上腺皮质系统功能,提高机体适应性,增强网状内皮系统吞噬能力,升高外周白细胞,有抗菌、抗缺氧、降血糖、抗心律失常及扩张外周血管等作用。

【食疗应用】

1. 二冬膏:天冬、麦冬各 100 克,加水煎取浓汁,加约等量的炼蜜共煎沸。每次吃 1 匙。

功效:阴虚肺热或肺结核咳嗽,咽干口渴,发热或潮热。

2. 麦冬 45 克,加水煎成 40 毫升,分次服用。

功效:辅助治疗冠心病心绞痛。

3. 麦冬、沙参各 12 克,冰糖适量,加水同煮,取汁代茶频饮。

功效:治疗口腔溃疡。

4. 麦冬粳米粥:麦冬 15 克,煎水取汁,加粳米 100 克煮至粥熟食用。

功效:夏季解暑食疗方。

5. 麦冬、天冬、天花粉各 15 克。煎水取汁服用。

功效:治疗便秘。

【农家巧用】

麦冬可入药,也可深加工为麦冬脯,以提高经济效益。麦冬草目前也广泛用于园林植被,应用前景比较广泛。

【使用注意】

气弱胃寒、胃有痰饮湿浊、脾胃虚寒泄泻及暴感风寒咳嗽者禁服。

《本草经集注》:"恶款冬、苦瓜。畏苦参、青葙。"

《药性论》:"畏木耳。"

七、沙参

【别名】

主要分北沙参和南沙参两种。一般所言沙参多指南沙参。

【来源】

北沙参为伞形科植物珊瑚菜的根。切段生用。

南沙参为桔梗科植物轮叶沙参、杏叶沙参、阔叶沙参或其他几种同属植物的干燥根。

南沙参与北沙参虽是不同科属的两种植物药材,但一般认为两药功用相似,但细分起来,南沙参偏于清肺祛痰,补肺脾之气,而北沙参偏于养胃生津,善养肺胃之阴。

【主产地】

全国各地多有分布。

【性味归经】

北沙参甘、微苦,微寒,归肺、胃经。

南沙参甘,微寒,归肺、胃经。

【主要功用】

北沙参养阴清肺,用于阴虚燥咳、劳嗽咯血或肺热咳嗽;养胃生津,常用于热病伤津或胃阴虚证。

南沙参生用清肺养阴,化痰止咳,用于阴虚燥咳,肺热或痰热咳嗽。

【典籍摘录】

《本草正义》:"沙参之味,虽不甚苦,而寒性独著。体质轻清,气味俱薄,具有轻扬上浮之性,故专主上焦,而走肺家。"

《玉楸药解》:"清肺气,生肾水,涤心胸烦热,凉头目郁蒸,治瘰疬斑疹,鼻疮喉痹,疡疮热痛,胸膈燥渴,溲便红涩,膀胱癃闭。"

《日华子本草》:"补虚,止惊烦,益心肺,并一切恶疮疥癣及身痒,排脓消肿毒。"

【现代应用】

现代研究发现北沙参有降低体温和镇痛作用。南沙参有祛痰、强心和抗真菌作用。

【食疗应用】

1. 南沙参 100 克洗净,鸡蛋 2 枚,加适量水同煮至蛋熟,剥壳后再煮 10 分钟,食用。

功效:虚火牙痛食疗方。

2. 南沙参 100 克洗净,猪排骨 200 克,入砂锅,加适量水煮至肉烂,食用。

功效:治疗产后无乳。

3. 南沙参 10 克,麦冬 10 克,杏仁 10 克,川贝母 10 克,枇杷叶 10 克。每日 1 剂,水煎服。

功效:慢性支气管炎,干咳无痰或痰少而黏。

4. 北沙参 30 克,百合 30 克,鸭肉 150 克,一起煮汤,鸭肉熟后饮汤食肉。

功效:肺结核咳血食疗方。

5. 北沙参 30 克,黄芪 15 克,煎水取汁,加粳米 100 克煮至粥熟食用。

功效:更年期女性干燥综合征食疗方。

【使用注意】

恶防己,反藜芦。风寒咳嗽者忌服。

八、黄精

【别名】

老虎姜、龙衔、兔竹、垂珠、鹿竹、重楼、萎蕤、苟格、马箭、黄芝等。

【来源】

为百合科植物滇黄精、黄精或多花黄精的干燥根茎。去杂质,润透切片入药者为生黄精。润软反复蒸二三次后晒干切片入药者为制黄精,或称黄精。九蒸九晒后入药者称甜黄精或乌黄精,补益作用增强。加酒和黑豆等辅料蒸后切片晒干入药者为酒黄精或炙黄精,兼有通经络的作用。

【主产地】

黄精品种较多,不同品种分布于全国大部分地区,主产于河北、内蒙古、陕西、贵州、广西、湖南、云南、安徽、浙江等省。

【性味归经】

甘,平,归脾、肺、肾经。

【主要功用】

养阴润肺,用于阴虚肺燥、干咳少痰及肺肾阴虚的劳嗽久咳。补肾益精,用于肾虚精亏之腰酸脚软、头昏眼花。补脾益气,用于脾胃虚弱。

【典籍摘录】

《神仙芝草经》:"宽中益气,使五脏调和,肌肉充盛,多年不老,颜色鲜明,发白黑,齿落更生。"

《日华子本草》:"补五劳七伤,助筋骨,止饥,耐寒暑,益脾胃,润心肺。"

《本草从新》:"平补气血而润。"

【现代应用】

现代研究发现本品能增强免疫功能,有抗衰老、耐缺氧、抗疲劳、降血脂、降血糖等作用。对多种细菌和皮肤真菌有抑制作用。

【食疗应用】

1. 黄精粥:黄精 30 克,粳米 100 克。黄精煎水取汁,入粳米煮至粥熟。加冰糖适量吃。

功效:用于阴虚肺燥,咳嗽咽干,脾胃虚弱。

2. 山楂黄精粥:黄精 15 克、山楂干 15 克,煎取浓汁后去渣,入粳米 100 克煮粥食用。

功效:降血脂食疗方。

3. 黄精酒:黄精 100 克洗净切片晾干,白酒 250 毫升,将黄精入酒中浸泡一周即可饮用。

功效:肾虚腰痛,阳痿食疗方。

4. 黄精、当归各 100 克,水煎取浓汁,加蜂蜜适量,混匀,煎沸。每次吃 1—2 匙。

功效:老年人身体虚弱,精血不足,早衰白发。

5. 黄精枣汤:黄精 15 克、红枣 10 枚,加水适量煮汤,食用。

功效:缺铁性贫血食疗方。

【使用注意】

阳衰阴盛、胃纳不旺、中寒泄泻,痰湿痞满、气滞者忌服。

《本草纲目》:"忌梅实。"

九、女贞子

【别名】

女贞实、冬青子、爆格蚤、白蜡树子、鼠梓子等。

【来源】

为木樨科乔本植物女贞的干燥成熟果实。生用或酒制用。

女贞根为女贞的根,味苦、性平,归肺、肝经,可治哮喘、咳嗽、经闭、带下。

女贞皮为女贞的树皮,微苦,性凉,《本草图经》记载:"浸酒,补腰膝。"研末外用可治疗烫伤。

女贞叶味苦、性凉,可清热明目,解毒散瘀,消肿止咳。

【主产地】

原产于中国长江流域及南方各地,目前栽培品可见于全国大部分地区。

【性味归经】

甘、苦,凉,归肝、肾经。

【主要功用】

滋补肝肾,明目乌发,用于肝肾阴虚之头昏目眩、视力减退、须发早白、腰膝酸软。

【典籍摘录】

《本草经疏》:"女贞子,气味俱阴,正入肾除热补精之要品,肾得补,则五脏自安,精神自足,百病去而身肥健矣。"

《本草正》:"养阴气,平阴火,解烦热骨蒸,止虚汗,消渴,及淋浊,崩漏,便血,尿血,阴疮,痔漏疼痛。亦清肝火,可以明目止泪。"

《本草再新》:"养阴益肾,补气舒肝。治腰腿疼,通经和血。"

【现代应用】

现代研究发现本品能增强免疫功能,升高外周白细胞。并有降脂、降糖、强心、利尿、保肝、止咳、抗菌、缓泻、抗癌等作用。

【鲜品偏方】

1. 鲜女贞叶200克,捣汁含漱。

功效:治疗口腔溃疡、牙周炎。

2. 鲜女贞叶200克捣烂,敷患处。

功效:治烫伤未破皮者。

【食疗应用】

1. 桑葚、女贞子、旱莲草各 100 克,加水煎取浓汁,加入约等量的炼蜜,煮沸收膏。每次食 1—2 匙。

功效:用于肝肾不足,腰膝酸软,须发早白。

2. 女贞子、决明子、枸杞子各 10 克,菊花 10 克,入纱布袋中,煎水代茶饮。

功效:用于肝肾阴虚,眼目干涩,视物昏花,或视力减退。

3. 女贞子、墨旱莲草、桑葚子各 15—30 克。水煎服。

功效:用于肝肾不足所致失眠。

4. 女贞子 15 克,丹参、首乌、生山楂各 20 克,水煎服。每日 1 剂,水煎后当茶饮。

功效:降血脂。

5. 女贞子酒:女贞子 250 克洗净晾干,放入白酒 500 毫升浸泡 3—4 周,每次饮 1 小杯,每日 1 次。

功效:肝肾虚所致腰膝酸痛、心烦失眠。

6. 女贞子、旱莲草、丹参各 100 克。共研为细末,每日早、晚各服 6 克。

功效:脱发食疗方。

【农家巧用】

女贞是常绿乔木,可用于庭院或绿化,叶可蒸馏提取冬青油,用于甜食和牙膏等的添加剂。

【使用注意】

脾胃虚寒泄泻及阳虚者禁用。

十、石斛

【别名】

吊兰、林兰、杜兰、石蓫、禁生、悬竹、千年竹等。

【来源】

为兰科植物环草石斛、黄草石斛、马鞭石斛、铁皮石斛或金钗石斛等的新鲜或干燥茎。

【主产地】

分布于我国山西、河南、陕西、安徽、四川、云南、贵州、浙江、广东、广西、福建、台湾等地。

【性味归经】

甘、微寒,归胃、肺、肾经。

【主要功用】

益胃生津,用于阴伤津亏,胃阴不足,口干烦渴;滋阴清热,用于阴伤津亏,虚热不退;润肺益肾,用于肺燥干咳,病后虚热,目暗不明。

【典籍摘录】

《本草纲目拾遗》:"清胃除虚热,生津,已劳损,以之代茶,开胃健脾。定惊疗风,能镇涎痰,解暑,甘芳降气。"

《日华子本草》:"治虚损劣弱,壮筋骨,暖水脏,益智,平胃气,逐虚邪。"

《本草再新》:"理胃气,清胃火,除心中烦渴,疗肾经虚热,安神定惊,解盗汗,能散暑。"

【现代应用】

现代研究发现本品有解热作用,具有调节胃肠功能、增强机体免疫力、降压、抗病毒等作用,并有一定的呼吸抑制作用。

【食疗应用】

1. 石斛、仙灵脾各 10 克,苍术 3 克,入纱布袋中,糙米 100 克,煮烂成粥食用。

功效:治疗夜盲。

2. 石斛、枸杞子、女贞子各 15 克,菊花 10 克,煎汤饮用。

功效:老年眼病食疗,或用于肝肾阴虚,目昏眼花,视力减退。

3. 石斛 30 克,桑寄生、罗布麻各 9 克,水煎服。

功效:防治老年人高血压,动脉硬化。

4. 石斛 15 克,麦冬 10 克,洗净,水煎取汁,加粳米 100 克,煮烂成粥,加冰糖适量调味。

功效:急慢性咽炎食疗方。

【农家巧用】

除了药用价值外,石斛也是一种极具经济价值的花卉植物。

【使用注意】

温热病早期阴未伤者、湿温病未化燥者、脾胃虚寒者、虚而无火者均禁服。

《本草经集注》:"恶凝水石、巴豆。畏僵蚕、雷丸。"

十一、药食同源

(一)山药

【别名】

薯蓣、山芋、延草、玉芋、蛇芋、白苕、九黄姜、野白薯、扇子薯、白药子等。

【来源】

为薯蓣科草本植物薯蓣的干燥根茎。生用或麸炒用。生用偏于养阴,炒用偏于健脾止泻、收涩止带。山药自古也是一类主要食材,《本草求真》中称:"山药,本属食物,古人用入汤剂,谓其补脾益气除热。"

零余子为薯蓣叶腋间的珠芽,《本草纲目》称:"零余子,即山药藤上所结子也。长圆不一,皮黄肉白,煮熟去皮,食之胜于山药,美于芋子,霜后收之。"甘、平,归肾经,可补虚益肾。

山药藤甘、平。外用可治皮肤湿疹、丹毒。

【主产地】

广泛分布于全国各地,产于河南新乡者,称"怀山药",为道地药材。

【性味归经】

甘,平,归脾、肺、肾经。

【主要功用】

补气健脾,用于脾虚气弱,食少便溏或泄泻。补肺养阴,用于肺虚喘咳。补肾固精,用于肾虚遗尿、尿频、遗精、白带过多。生津止渴,用于消渴。现代研究发现本品有止渴、祛痰、脱敏、降血糖等作用。

山药的药用、食用价值很高,市场销售范围广,是老百姓经常食用、普遍了解的一种药食同源植物,且薯蓣可作为园林绿化植物广泛种植,其中盾叶薯蓣提取的皂素在医药领域广泛应用。

【典籍摘录】

《药性论》:"补五劳七伤,去冷风,止腰痛,镇心神,补心气不足,患人体虚羸,加而用之。"

《本草经读》:"山药,能补肾填精,精足则阴强、目明、耳聪。"

《日华子本草》:"助五脏,强筋骨,长志安神,主泄精健忘。"

【食疗应用】

1. 怀山药 10 克,莲子 4 克,墨鱼 100 克,猪肉 200 克切片,以上洗净同煮,食肉饮汤。

功效:适用于阴道炎引起的白带异常。

2. 山药红枣粥:山药 60 克,切成颗粒,大枣 30 克,粳米适量,加水煮成稀粥,加糖调味服食。

功效:用于脾胃虚弱,饮食减少,消化不良以及营血虚亏。

3. 山药蔗汁糊:鲜山药 60 克,切碎,捣烂,加甘蔗汁半碗和匀,火上炖熟服用。

功效:久病咳喘,痰少或无痰,咽干口燥等。

4. 山药羊肉汤:鲜山药 100 克去皮洗净,切碎,羊肉 50 克洗净切碎,大枣 10 枚洗净,入砂锅加适量水煮至肉烂,食用。

功效:中老年人脾肾不足,消化不良、五更泄泻(每日黎明前即腹泻,泻后则安)。

5. 山药兔肉汤:鲜山药 100 克去皮洗净,切碎,兔肉 50 克洗净切碎,入砂锅加适量水煮至肉烂,食用。

功效:糖尿病食疗方。

6. 零余子 60 克洗净煮熟去皮,食用。

功效:滋阴补阳,用于脾肾不足所致腰膝酸痛。

【农家巧用】

山药不能生吃,需去皮食用。山药皮含有皂角素和植物碱,直接接触可能引起过敏、发痒,削皮处理时应避免直接接触。削皮后浸泡在盐水中可防止氧化发黑。

【使用注意】

山药与甘遂不要一同食用,也不可与碱性药物同服。

(二)枸杞子

【别名】

枸杞果、却老子、地骨子、西枸杞、狗奶子、枸茄茄、红耳坠、血枸子、枸地芽子、枸杞豆、血杞子、津枸杞等。

【来源】

为茄科植物宁夏枸杞的干燥成熟果实。晒干生用。

地骨皮为枸杞的根皮,性寒,味甘,凉血清肺,降火除蒸。用于阴虚潮热、骨蒸盗汗、肺热咳嗽、咯血、衄血。《食疗本草》记载枸杞"根,主去骨热,消渴"。

枸杞叶苦、甘、凉,归心、肺、脾、肾经,可补肝益肾、生津止渴、祛风除湿、活血化瘀。枸杞的嫩茎叶可食用。《本草纲目》记载:"春采枸杞叶,名天精草;夏采花,名长生草;秋采子,名枸杞子;冬采根,名地骨皮。"

【主产地】

主产宁夏、甘肃、河北、青海等地。

【性味归经】

甘,平,归肝、肾经。

【主要功用】

补肾益精,养肝明目,用于肝肾亏虚、头晕目眩、视力减退、腰膝酸软、遗精消渴等证。现代研究发现本品能增强和调节免疫功能,促进骨髓造血,有降脂、降血糖、保肝、抗突变、抗肿瘤、抗疲劳及延缓衰老等作用。

【典籍摘录】

《本草通玄》:"枸杞子,补肾益精,水旺则骨强,而消渴、目昏、腰疼膝痛无不愈矣。"

《本草经疏》:"枸杞子,润而滋补,兼能退热,而专于补肾、润肺、生津、益气,为肝肾真阴不足、劳乏内热补益之要药。"

《本草求真》:"枸杞,甘寒性润。据书皆载祛风明目,强筋健骨,补精壮阳,然究因于肾水亏损,服此甘润,阴从阳长,水至风息,故能明目强筋,是明指为滋水之味,故书又载能治消渴。"

【食疗应用】

1. 枸杞子洗净,烘干,每日 20 克,分为两次空腹嚼服。

功效:用于慢性萎缩性胃炎。

2. 枸杞子 5 克,菊花 5 克,加入沸水泡 10 分钟后代茶饮用。

功效:明目、抗衰老。

3. 枸杞子 20 克,白芷 5 克,吴茱萸 5 克,分别烘脆研末,加芝麻油适量调成膏状,涂于患处,每隔 4—6 小时涂 1 次。

功效:治疗冻疮。

4. 枸杞子 40 克,烘脆研细末,芝麻油 120 克加热至沸,离火倒入枸杞子粉搅匀,以消毒药棉蘸浸药油涂于患处。

功效:治疗烫伤。

5. 地骨皮粥:地骨皮 15 克洗净,水煎取汁,加粳米 50 克煮烂成粥,加白糖适量调味食用。

功效:肺结核食疗方。

6. 枸杞嫩芽 200 克,洗净切碎,鸡蛋 3 枚,打碎,加适量盐,搅匀,起油锅,炒熟食用。

功效:白带过多食疗方。

【农家巧用】

枸杞子既可作为坚果食用,又是一味传统中药材。可嚼服、泡酒,熬粥时可作为食材适量放入。春天枸杞的嫩茎梢及嫩叶称为枸杞头,既是一种蔬菜,也有一定保健作用。目前枸杞苗已经成为一种常见市售保健蔬菜。

枸杞可作河岸护坡灌木,或作绿篱栽植,也可作为树桩盆栽。

【使用注意】

元阳气衰、阴虚精滑、外邪实热,脾虚有湿及泄泻者忌服。

《本草经疏》:"脾胃薄弱,时时泄泻者勿入。"

《本草汇言》:"脾胃有寒痰冷癖者勿入。"

(三)大枣

【别名】

红枣、干枣、良枣等。

【来源】

为鼠李科植物枣的干燥成熟果实。秋季果实成熟时采收,晒干。枣起源于中国,在我国已有四千多年的种植历史,在古代被列为"五果"(桃、李、梅、杏、枣)之一。

枣核苦、平,《本草纲目》记载:"核,烧、研,掺胫疮良。"

枣树叶甘、温,《本草求原》称可:"洗疳、痔、疔、烂脚、结毒。"

枣树皮性温,归肺、大肠经。可收涩去湿,明目。《本草纲目》记载:"治目昏不明:枣树皮、老桑树皮等分。烧研,每用一合,井水煎,澄,取清洗目。一月三洗,昏者复明。忌荤、酒、房事。"

枣树根甘、温,归肝、脾、肾经,可调经止血、祛风止痛、补脾止泻。

【主产地】

分布于全国大部分地区。

【性味归经】

甘,温,归脾、胃经。

【主要功用】

补中益气,养血安神,缓和药性。用于脾胃虚弱,血虚,妇女脏躁,或用于药性峻猛方剂中调和药性。现代研究认为本品具有抗变态反应、保肝、增加肌力、镇静、催眠和降压的作用。

【典籍摘录】

《神农本草经》:"主心腹邪气,安中养脾,助十二经。平胃气,通九窍,补少气、少津液,身中不足,大惊,四肢重,和百药。"

《日华子本草》:"润心肺,止嗽。补五脏,治虚劳损,除肠胃癖气。"

《本草再新》:"补中益气,滋肾暖胃,治阴虚。"

【食疗应用】

1. 甘麦大枣汤:大枣50个,小麦、甘草各9克,加水煎汤服。

功效:更年期妇女食疗方。

2. 益脾饼:大枣300克,蒸熟去核;白术120克,鸡内金、干姜各60克,共研为细末,和枣肉同捣为泥,做小饼,炙干,空服嚼食。每次可服15—30克。

功效:用于脾胃寒湿,消化不良,饮食减少,腹泻或便溏。

3. 大枣排骨汤:大枣10枚,水发黑木耳50克,洗净,猪肋排300克洗净,生姜数片,放入砂锅,加适量水煮至肉烂,加盐、鸡精和芝麻油调味食用。

功效:贫血、高血压、心脑血管疾病食疗方。

4. 大枣10枚,薏苡仁20克,干姜3片,山药30克,糯米30克,红糖15克,共煮粥服食。

功效:治疗腹泻。

5. 大枣10枚,枸杞15克,开水冲泡,代茶饮。

功效:神经衰弱食疗方。

6. 大枣10枚,益母草15克,鸡蛋2枚,洗净加适量水煮至蛋熟,剥壳再煮10分钟,食用。

功效:月经不调食疗方。

7. 枣树根、樟树皮各 50 克,煎水洗浴,1 日两次。

功效:治疗荨麻疹。

【农家巧用】

枣的用途广泛,不仅可以食用、入药,还可深加工成各种食品和保健品。枣木是良好木材。枣树是农村常见果树,房前屋后遍植,枣花是良好蜜源。

枣虽然可以经常食用,但一次不宜过量,以免消化不良,引起胃酸、腹胀、便秘等。腐烂的大枣不能吃,可能会导致头晕、视力障碍等中毒反应,重者可危及生命。

【使用注意】

湿痰、积滞,牙病、寄生虫病者禁用。心下痞、中满呕吐者,胃痛气闭者,小儿疳积者禁用。

《医学入门》:"多食动风,脾反受病。"

《随息居饮食谱》:"多食患胀泄热渴,最不益人。凡小儿、产后及温热、暑湿诸病前后,黄疸、肿胀并忌之。"

(四)龙眼肉

【别名】

益智、比目、荔枝奴、亚荔枝、木弹、骊珠、蜜脾、桂圆、元眼肉、龙眼干等。

【来源】

为无患子科植物龙眼的假种皮。夏、秋二季采收成熟果实,干燥,除去壳、核,晒至干爽不黏。

龙眼壳为龙眼的果皮。甘、温,归肺经,《本草再新》称:"治心虚头晕,散邪祛风,聪耳明目。"外用可治疗烫伤。

龙眼核苦、涩、平,归肝、脾、膀胱经,可治疝气、瘰疬、创伤出血、腋臭、疥癣、湿疮。

龙眼叶为龙眼的叶或嫩芽,甘、淡、平,《本草求原》记载可"洗疔、痔、疳疮、烂脚"。作茶饮可明目。

龙眼花微苦、甘、平,归肺、肾经,可通淋化浊。

龙眼树皮苦、平,归肺、脾、胃经,可杀虫消积,解毒敛疮。

龙眼根为龙眼的根或根皮的韧皮部。苦、涩,可治丝虫病、白带量多。

【主产地】

产于我国广东、广西、福建、云南、四川、贵州、台湾等地区。

【性味归经】

甘,温,归心、脾经。

【主要功用】

补心脾,益气血。用于心脾两虚及气血不足之证。现代研究发现本品具有抑菌和抗衰老等作用。

【典籍摘录】

《本草纲目》:"食品以荔枝为贵,而资益则龙眼为良,盖荔枝性热,而龙眼性和平也。"

《滇南本草》:"养血安神,长智敛汗,开胃益脾。"

《泉州本草》:"壮阳益气,补脾胃。治妇人产后浮肿,气虚水肿,脾虚泄泻。"

【食疗应用】

1. 龙眼肉 20 克、生姜 10 克、大枣 10 枚,共煎汤服。

功效:治疗产后浮肿。

2. 龙眼肉 20 克,酸枣仁 9 克,芡实 15 克,加水 300 毫升煮开约 10 分钟,加白砂糖适量稍煮片刻即可食用。

功效:失眠食疗方。

3. 龙眼肉 20 克,粳米 100 克,洗净加适量水熬粥,食用。

功效:益智食疗方。

4. 龙眼壳煅存性为末,桐油调涂患处。

功效:治疗开水烫伤。

5. 龙眼核 6 枚,胡椒 5 克,研末,遇汗出即擦之。

功效:治疗狐臭。

【农家巧用】

龙眼果实除鲜食外,还可深加工成各种食品。龙眼树木是良好木材,龙眼花是一种重要的蜜源植物。

【使用注意】

孕妇慎用。

(五)核桃仁

【别名】

胡桃仁。

【来源】

本品为胡桃科植物胡桃的种仁。

核桃叶鲜用,可用于象皮肿、白带过多、疥癣。

【主产地】

主产河北、北京、山西、山东等地。

【性味归经】

甘,温,归肾、肺、大肠经。

【主要功用】

补肾,温肺,润肠。用于肾阳虚证,肺肾两虚之咳喘,肠燥便秘。现代医学研究认为,核桃仁对脑神经有良好保健作用,抗衰老、促进葡萄糖利用与胆固醇代谢,保护心血管,防治动脉硬化。此外还有镇咳平喘的作用。

【典籍摘录】

《本草纲目》:"补气养血,润燥化痰,益命门,利三焦,温肺润肠。治虚寒喘嗽,腰脚重痛,心腹疝痛,血痢肠风,散肿毒,发痘疮,制铜毒。"

《开宝本草》:"多食利小便,去五痔。"

《医学衷中参西录》:"胡桃,为滋补肝肾、强健筋骨之要药,故善治腰疼腿疼,一切筋骨疼痛。为其能补肾,故能固齿牙,乌须发,治虚劳喘嗽,气不归元,下焦虚寒,小便频数,女子崩带诸证。其性又能消坚开瘀,治心腹疼痛,砂淋、石淋阻塞作疼,肾败不能溺水,小便不利。"

【食疗应用】

1. 核桃仁 3 个,五味子 7 粒。于睡前嚼服。

功效:治疗肾虚耳鸣遗精。

2. 核桃仁黑芝麻糯米粥:核桃仁 60 克洗净捣碎,黑芝麻 30 克去杂洗净,大枣 9 枚,糯米 100 克,放入锅中加水适量共煮成粥食用。

功效:肾气不固所致的早泄、性欲减退等。

3. 核桃仁鱼头汤:核桃仁 60 克,水发黄豆 30 克,胖头鱼鱼头 1 个,劈开洗净,生姜数片,共入砂锅加适量水,小火炖至鱼熟,食用。

功效:健脑益智食疗方。

4. 核桃仁,冬季每天早晚各吃三个,连续半个月。

功效:老年慢性支气管炎食疗方。

5. 核桃肉、黑芝麻、桑叶各 30 克,捣如泥状,作丸,每服 10 克,1 日两次。

功效:治疗神经衰弱、健忘、失眠。

6. 五仁粥:芝麻、松子仁、胡桃仁、桃仁(去皮、尖、炒)、甜杏仁各 10 克,碾碎,粳米 200 克,加水适量,共煮成粥,食用。

功效:中老年气血亏虚引起的习惯性便秘。

【农家巧用】

核桃仁可生食、熟食,或作药膳粥,煎汤等,也可以榨油、配制糕点、饮料、糖果等,不仅味美,而且营养价值很高。一些核桃因外形品质独特也可作赏玩品、艺术品收藏。

核桃的品种很多,种植之前需要认真挑选。核桃树是很好的经济作物,也常用作园林绿化,起防护作用。

【使用注意】

痰火积热、命门火炽、阴虚火旺、泄泻不已者忌服。

核桃不能与野鸡肉一起食用,肺炎、支气管扩张等患者不宜食之。核桃不宜与酒同食。

《千金方·食治》："不可多食,动痰饮,令人恶心,吐水吐食。"

《食物本草》："多食生痰,动肾火。"

(六)玉竹

【别名】

葳蕤、地节、女萎、马熏、娃草等。

【来源】

为百合科植物玉竹的干燥根茎。秋季采挖,晒干,或蒸透晒干。

【主产地】

分布于全国大部分地区,主产于西南。

【性味归经】

甘,微寒,归肺、胃经。

【主要功用】

滋阴润肺,生津养胃。用于肺胃阴伤,燥热咳嗽,舌干口渴。现代研究认为具有强心、提高机体免疫力的作用,并有美容护肤作用。

【典籍摘录】

《本草纲目》："主风温自汗灼热,及劳疟寒热,脾胃虚乏,男子小便频数,失精,一切虚损。"

《本草正义》："治肺胃燥热,津液枯涸,口渴咽干等症,而胃火炽盛,燥渴消谷,多食易饥者,尤有捷效。"

《日华子本草》："除烦闷,止渴,润心肺,补五劳七伤,虚损,腰脚疼痛,天行热狂。"

【食疗应用】

1. 玉竹30克,红参5克,炙甘草20克,水煎服,每日1剂。

功效:适用于心律失常。

2. 玉竹12克,水煎,代茶饮。

功效:冠心病食疗方。

3. 玉竹粥:玉竹15克洗净切碎,去渣取汁,之后加粳米100克煮烂成粥,食用。

功效:夏季食疗方。

4. 沙参玉竹百合汤:沙参 30 克,玉竹、百合各 20 克,水煎代茶饮。

5. 玉竹 10 克,梨 1 只,洗净切碎,加适量水煮取汁服用。

功效:秋季燥咳食疗方。

【农家巧用】

本品宜植于林下或建筑物遮阴处及树林边缘,作为观赏用地被植物,也可盆栽。

【使用注意】

痰湿气滞者禁服,脾虚便溏者慎服。

（七）百合

【别名】

野百合、山百合、药百合、重迈、中庭、中逢花、百合蒜等。

【来源】

为百合科植物百合、细叶百合、麝香百合及其同属多种植物鳞茎的鳞叶。《本草纲目》中记载:"百合之根,以众瓣合成也。或云,专治百合病,故名,亦通。"

百合花为百合科植物百合等的花蕾。性平微寒,味甘微苦,归肺经。润肺、清火、安神。治咳嗽、眩晕、夜寐不安、天疱湿疮。

百合子为百合科植物百合等的种子,《千金方》记载其可"治肠风下血"。

【主产地】

栽培品分布于全国大部分地区。

【性味归经】

甘,微寒,归肺、心经。

【主要功用】

润肺止咳,清心安神。用于肺热咳嗽,劳嗽咯血,虚烦惊悸,失眠多梦。

【典籍摘录】

《药性论》:"除心下急、满、痛,治脚气,热咳逆。"

《医学入门》:"治肺痿,肺痈。"

《本草纲目拾遗》:"清痰火,补虚损。"

【食疗应用】

1. 百合 25 克,菖蒲 6 克,酸枣仁 12 克,水煎服。

功效:治疗心烦失眠。

2. 百合 30 克,桑葚 30 克,大枣 12 枚,水煎服。

功效:更年期女性食疗方。

3. 生百合洗净晒干研粉,涂于患处。

功效:外伤止血。

4. 百合粥:百合 30 克剥皮,去须,洗净切碎,糯米 100 克,入砂锅内加适量水,煮至米烂成粥,加冰糖调味食用。

功效:养阴润肺,宁心安神,可用于肺燥咳嗽、心烦失眠以及美容养颜食疗。

5. 百合花蕾晒干研末,用菜子油调敷。

功效:治疗小儿湿疹。

【农家巧用】

百合汇集了观赏、食用、药用价值于一体,具有很高的经济价值。百合是适合在我国广泛栽种的植物,全世界 100 多个种类中我国就有 60 多个种类种植,且优良品种很多。

【使用注意】

风寒咳嗽、虚寒出血、脾胃不佳者忌食。

(八)天门冬

【别名】

大当门根、天冬、武竹、丝冬等。

【来源】

为百合科植物天门冬的块根。

【主产地】

分布于华北、华东、中南、西南等地。

【性味归经】

甘、苦,寒,归肺、肾经。

【主要功用】

养阴润燥,清火生津。用于燥咳痰黏,劳嗽咯血,热病伤阴之舌干口渴或津亏消渴,肠燥便秘。现代研究证明本品有抗菌、抗肿瘤、镇咳祛痰等作用。

【典籍摘录】

《本草汇言》:"天门冬,润燥滋阴,降火清肺之药也。"

《药性论》:"主肺气咳逆,喘息促急,除热,通肾气,疗肺痿生痈吐脓,治湿疥,止消渴,去热中风,宜久服。"

《日华子本草》:"镇心,润五脏,益皮肤,悦颜色,补五劳七伤,治肺气并嗽,消痰、风痹热毒、游风、烦闷吐血。"

【食疗应用】

1. 天门冬 10 克,麦门冬 10 克,生地黄 30 克,水煎取汁服用。

功效:更年期妇女食疗方。

2. 天冬、麦冬、板蓝根、桔梗各 15 克,水煎取汁服用。

功效:治疗扁桃体炎。

3. 天冬 50 克,芦根 20 克,王不留行 15 克,入纱布包,猪肋排 250 克洗净,放入砂锅加适量水小火炖至肉烂,食用。

功效:催乳。

4. 天门冬 20 克洗净,加水煎煮取汁,加入粳米 100 克,煮烂成粥,加冰糖适量调味。

功效:秋季燥咳,或治肺肾阴虚、咳嗽吐血、阴虚发热、咽喉肿痛、消渴便秘等症。

【使用注意】

虚寒泄泻及风寒咳嗽者禁服。

《本草正》:"虚寒假热,脾肾溏泄最忌。"

（九）芡实

【别名】

鸡头米、鸡头莲、雁喙实、鸿头、水流黄、刺莲藕实、苏黄、黄实等。

【来源】

本品为睡莲科植物芡的干燥成熟种仁。

芡实叶辛、苦、平，归肝、肾经，可行气活血、祛瘀止血，用于治疗吐血、便血以及妇女产后胞衣不下。

芡实茎为睡莲科植物芡的花茎，咸、甘、平，《本草纲目》记载可"止烦渴，除虚热，生熟皆宜"。

芡实根甘、咸、平，归肝、脾、肾经。可行气止痛、止带，治疗疝气疼痛、白带、无名肿毒。

【主产地】

分布于全国大部分地区。

【性味归经】

甘、涩、平，归脾、肾经。

【主要功用】

益肾固精，补脾止泻，祛湿止带。用于梦遗滑精，遗尿尿频，脾虚久泻，白浊，带下。

【典籍摘录】

《神农本草经》："主湿痹腰脊膝痛，补中除暴疾，益精气，强志，令耳目聪明。"

《本草纲目》："止渴益肾。治小便不禁，遗精，白浊，带下。"

《本草从新》："补脾固肾，助气涩精。"

【食疗应用】

1. 芡实粥：芡实 120 克，捣碎洗净，糯米 120 克洗净，加水同煮成粥，食用。

功效：健脾止泻，补肾固精，治疗遗精。

2. 炒芡实、怀山药各 30 克，黄柏、车前子各 6 克，白果 9 克，水煎服。

　　功效:湿热白带,量多色黄。

　　3. 芡实瘦肉汤:炒芡实 60 克,瘦牛肉 100 克,生姜 15 克,加水煮烂,加适量盐、味精等调味食用。

　　功效:老年性腰腿痛食疗方。

　　4. 芡实 60 克、红枣 10 克、花生 30 克,加水煮烂,食用。

　　功效:贫血、神经衰弱者食疗方。

　　5. 芡实叶、荷叶各 15 克,水煎服。

　　功效:治疗产后胞衣不下。

【使用注意】

大小便不利者禁服;食滞不化者慎服。

　　《随息居饮食谱》:"凡外感前后,疟痢疳痔,气郁痞胀,溺赤便秘,食不运化及新产后皆忌之。"

第9章

其他本草

一、消食本草

(一)鸡内金

【别名】

鸡肫皮、鸡黄皮等。

【来源】

为雉科动物家鸡的干燥砂囊内壁。研末生用或炒用。

【性味归经】

甘,平,归脾、胃、小肠、膀胱经。

【主要功用】

消食健脾,用于饮食积滞及小儿疳积。固精止遗,用于遗尿、遗精。现代研究发现,本品能使胃液分泌量、酸度和消化力均增高,使胃运动加强,胃排空加快。此外,本品尚能化结石,用于治尿路或胆囊结石。

【典籍摘录】

《本草纲目》:"治小儿食疟,疗大人淋沥、反胃,消酒积,主喉闭、乳蛾,一切口疮,牙疳诸疮。"

《滇南本草》:"宽中健脾,消食磨胃。治小儿乳食结滞,肚大筋青,痞积疳积。"

《日华子本草》:"止泄精,并尿血、崩中、带下、肠风、泻痢。"

【食疗应用】

1. 鸡内金 20 个,焙干,研末,车前子 100 克,炒,研末,混匀,每次 1 克加入小米汤中食用。

功效:治疗小儿消化不良。

2. 鸡内金烧灰,敷患处。

功效:治疗口腔溃疡。

3. 鸡内金 20 克,炒焦研末,每次 3 克,热黄酒冲服,早晚各服一次。

功效:治疗遗精。

4. 核桃仁 15 克、鸡内金 12 克捣烂如泥,加水研汁去渣。之后加粳米 100 克煮烂成粥,食用。

功效:适用于血瘀络阻的子宫肌瘤、卵巢囊肿等的食疗方。

【农家巧用】

鸡是农家最常见的家禽,在宰杀过程中,顺便收集鸡的砂囊,晒干可做药用。鸡蛋壳的内膜称为凤凰衣,可入药,淡,平,用于治疗久咳、咽痛失音、瘰疬结核、溃疡不敛。

【使用注意】

脾虚无积者慎服。

(二)莱菔子

【别名】

萝卜子。

【来源】

为十字花科植物萝卜的干燥成熟种子。生用或炒用。

莱菔叶即为萝卜缨,为萝卜的基生叶。味辛、苦,性平,归脾、胃、肺经,可消食理气、清肺利咽、散瘀消肿。

莱菔根为萝卜的鲜根。生者味辛、甘,性凉;熟者味甘,性平,归肺、脾、胃、大肠经,可消食下气,止咳化痰;止血,利尿。

【主产地】

全国各地普遍栽培。

【性味归经】

辛、甘,平,归脾、胃、肺经。

【主要功用】

消食除胀,用于食积气滞。降气化痰,用于痰涎壅盛之喘咳。现代研究发现本品能增强胃肠蠕动,助消化,并有止咳、化痰、平喘、抗炎及降压作用。

【典籍摘录】

《本草纲目》:"下气定喘,治痰,消食,除胀,利大小便,止气痛,下痢后重,发疮疹。"

《医林纂要》:"生用,吐风痰,宽胸膈,托疮疹;热用,下气消痰,攻坚积,疗后重。"

《本草再新》:"化痰除风,散邪发汗。"

【食疗应用】

1. 三子养亲汤:紫苏子、白芥子、萝卜子各10克,洗净,微炒,捣碎,装入纱布袋中,加适量水煮,时间不宜太长,代茶饮。

功效:治疗老年性慢性支气管炎,咳嗽咳痰。

2. 生莱菔子60克,研烂,热酒调敷患处。

功效:治疗跌打损伤,瘀血胀痛。

3. 莱菔子30克,炒熟研为末,每次饭后片刻服3克。

功效:消食顺气,促进食欲。

4. 鲜莱菔叶适量,捣汁一杯,煨热服。

功效:产后乳汁不通。

5. 萝卜50克,捣碎,蜜煎,细细嚼咽。

功效:治疗反胃吐食。

6. 生萝卜数片,细细嚼咽。

功效:治疗饮食不当导致胃酸。

7. 鲜萝卜适量,捣汁频饮。

功效:治疗口腔溃疡。也可预防胆石症,并可用于一氧化碳中毒轻症患者。

8. 鲜萝卜 250 克,生姜 30 克,分别切片捣烂绞汁。频频含咽。

功效:清热利咽,化痰。用于痰热咳嗽,失音。

【农家巧用】

萝卜为我国主要蔬菜之一,根、嫩茎均可食用,也可入药,种子还可用于制肥皂或作润滑油。

萝卜苗是目前很受市场欢迎的保健蔬菜,营养价值和经济效益都比较好。

【使用注意】

萝卜不宜同橘子一起吃。气虚及无食积、痰滞者慎用。不宜与人参、西洋参等同用。

二、温理本草

(一)丁香

【别名】

丁子香、支解香、雄丁香、公丁香、鸡舌香等。

【来源】

为桃金娘科植物丁香的花蕾或果实,花蕾称公丁香或雄丁香,果实称母丁香或雌丁香。《雷公炮炙论》中记载:“凡使(丁香),有雌雄,雄颗小,雌颗大,似枣核。”

丁香树皮辛、温、无毒,可治中寒脘腹痛胀、泄泻、齿痛。

丁香枝为丁香的树枝,《本草纲目》记载:“治一切冷气,心腹胀满,恶心,泄泻虚滑,水谷不消。”

丁香根辛、热、有毒。外用可治风热毒肿。

丁香露为丁香干燥花蕾的蒸馏液,可治寒癖、胃痛。

丁香油为丁香的干燥花蕾经蒸馏所得的挥发油(或丁香果实所

榨出之油)。味甘辛,性大热。可治胃寒痛胀、呃逆、吐泻、痹痛,疝痛,口臭,牙痛。

【主产地】

我国广东、广西等地有栽培。

【性味归经】

辛,温,归脾、胃、肺、肾经。

【主要功用】

温中降逆,散寒止痛,温肾助阳。用于胃寒呕吐,呃逆,脘腹冷痛,肾虚阳痿,宫冷。现代研究表明本品具有抗炎、抗真菌、驱虫作用,可促进消化、健胃止痛。

【典籍摘录】

《日华子本草》:"治口气,反胃,疗肾气,奔豚气,阴痛,壮阳,暖腰膝,杀酒毒,消疢癖,除冷劳。"

《医林纂要》:"补肝、润命门,暖胃、去中寒,泻肺、散风湿。"

《本草再新》:"开九窍,舒郁气,祛风,行水。"

【食疗应用】

1. 丁香 5 克,加水适量煮汤,频含。

功效:治龋齿,缓解牙痛。

2. 丁香 1.5 克,略焙研末,生姜煮汤,冲服。

功效:治疗食蟹致胃肠损伤。

3. 丁香 15 个研末,加甘蔗汁、姜汁做丸如莲子大小,服用。

功效:治疗饮食不当导致的呕吐。

4. 丁香油适量,用好酒送服。

功效:治疗受寒胃痛。

5. 丁香油适量,用好酒调和擦痛处。

功效:治疗风湿性关节炎所致疼痛。

6. 丁香油适量,揩牙。

功效:治疗口臭。

【农家巧用】

除药用外,丁香作为重要的调味料普遍用于食品调味,如肉类、糕点、卤菜、炒货、蜜饯、饮料等的调味配制,可矫味增香,是制作五香粉和咖喱粉的原料之一。丁香精油是具有药用价值的精油之一。丁香树常应用于园林栽培。

注意药用丁香与观赏植物木樨科丁香的区别。

【使用注意】

热病及阴虚内热者、气血盛者忌服。

《雷公炮炙论》:"不可见火,畏郁金。"

《本草经疏》:"一切有火热证者忌之,非属虚寒,概勿施用。"

（二）花椒

【别名】

香椒、青椒、青花椒、山椒、狗椒、蜀椒、红椒、红花椒等。

【来源】

为芸香科植物花椒、青椒的果皮。

椒目为花椒的种子。苦、辛、寒,有毒,归脾、膀胱经,治胀满、盗汗,利水定喘。

花椒叶辛、热,归心、脾、胃经,可治寒积、霍乱转筋、脱肛、脚气、风眩烂眼等。

花椒根辛、温,有小毒,归肾、膀胱经,可散寒、除湿、止痛、杀虫。

【主产地】

分布于辽宁、河北、河南、山东、安徽、湖南、江苏、浙江、江西、广东、广西等地。

【性味归经】

辛,温,有毒,归脾、胃、肾经。

【主要功用】

温中止痛,杀虫止痒。用于脘腹冷痛,呕吐泄泻,虫积腹痛,蛔虫症;外治湿疹瘙痒。现代研究发现本品具有抗溃疡、调节胃肠蠕动、抗凝血、止血等作用,并具有镇痛、抑菌、驱虫作用。

【典籍摘录】

《本草纲目》:"花椒坚齿、乌发、明目,久服好颜色,耐老、增年、健神。"

《药性论》:"治恶风,遍身四肢顽痹,口齿浮肿摇动;主女人月闭不通,治产后恶血痢,多年痢,主生发,疗腹中冷痛。治头风下泪,腰脚不遂,虚损留结,破血,下诸石水,腹内冷而痛,除齿痛。"

《日华子本草》:"破症结,开胃,治天行时气温疾,产后宿血,治心腹气,壮阳,疗阴汗,暖腰膝,缩小便。"

【食疗应用】

1. 麻油花椒:芝麻油适量,于锅内加热,放入花椒 2 克,煎至微香,滤去花椒,取油作两次服,间隔 2—3 小时。

功效:治疗蛔虫病,蛔虫性肠梗阻。

2. 花椒 10 克,加适量水煮,去滓,泡手。

功效:治疗手足皲裂。

3. 花椒 6 克,加适量水煎煮浓缩约 1 杯,加红糖 30 克趁热饮用。

功效:回奶断乳。

4. 花椒 10 克,胡椒 3 克,共研细粉,用白酒调成糊状,敷于脐部,外用伤湿止痛膏封闭。

功效:治疗寒凝气滞导致的痛经。

5. 花椒 6 克,装入纱布袋中,扎口放盆中,用开水浸泡,用热气熏洗患处,待水温降到不烫后坐浴。

功效:治疗痔疮。

6. 花椒 50 克压碎,鲜姜 10 片,葱白 6 棵,装布包内,用盐压实,扎口,烤热,局部热敷。

功效:治风寒所致膝盖疼痛。

7. 椒目 6 克,研末冲服。

功效:治疗湿热带下,白带过多。

【农家巧用】

花椒,可孤植又可作防护刺篱。果皮可作为调味料,并可提取芳香油,又可入药,种子可食用,又可加工制作肥皂。日常生活中,花椒可以用于粮食防虫、油脂防降解变质、菜橱防蚁、食品防蝇等。

有研究认为花椒、八角等调味料含有黄樟醚,可能诱发肝癌,不可多食。

【使用注意】

阴虚火旺者忌服。孕妇慎服。畏款冬、雌黄、橐吾、附子、防风。恶栝蒌、防葵。

《名医别录》:"多食令人乏气,口闭者杀人。"

《千金方·食治》:"久食令人乏气失明。"

《本草经疏》:"肺胃素有火热,或咳嗽生痰,或嘈杂醋心,呕吐酸水,或大肠积热下血,咸不宜用;凡泄泻由于火热暴注而非积寒虚冷者忌之;阴痿脚弱,由于精血耗竭而非命门火衰虚寒所致者,不宜入下焦药用;咳逆非风寒外邪壅塞者不宜用;字乳余疾由于本气自病者不宜用;水肿黄疸因于脾虚而无风湿邪气者不宜用;一切阴虚阳盛,火热上冲,头目肿痛,齿浮,口疮,衄血,耳聋,咽痛,舌赤,消渴,肺痿,咳嗽,咯血,吐血等证,法所咸忌。"

附:胡椒

胡椒与花椒不同。胡椒为胡椒科植物胡椒的果实。未成熟果实干后果皮皱缩变黑者,称为黑胡椒;成熟后即成白色者,称为白胡椒。生用。辛,热。归胃、大肠经。温中散寒,下气消痰。用于胃寒呕吐,腹痛泄泻,食欲不振,癫痫痰多。

（三）小茴香

【别名】

茴香、谷茴、土茴香、野茴香、谷香等。

【来源】

为伞形科植物茴香的干燥成熟果实。

茴香植株名为茴香菜,也叫香丝菜,是常见蔬菜,也有一定的食疗保健价值。

茴香根辛、甘、温,可温肾和中、行气止痛,治寒疝、胃寒呕逆、腹痛,风湿关节痛。

茴香精油由茴香果实蒸馏而成。主要作用为丰胸、暖胃、助消化。

【主产地】

栽培品分布于我国大部分地区。

【性味归经】

辛,温,归肝、肾、脾、胃经。

【主要功用】

散寒止痛,理气和胃。用于寒疝腹痛,睾丸偏坠胀痛,少腹冷痛,痛经,中焦虚寒气滞的脘腹冷痛,食少吐泻。现代研究认为本品可调节胃肠运动、抗溃疡、利胆,并具有一定的性激素样作用。

【典籍摘录】

《玉楸药解》:"治水土湿寒,腰痛脚气,固瘕寒疝。"

《开宝本草》:"主膀胱、肾间冷气及盲肠气,调中止痛,呕吐。"

《随息居饮食谱》:"杀虫辟秽,制鱼肉腥臊冷滞诸毒。"

【食疗应用】

1. 小茴香、良姜、乌药根各 6 克,炒香附 9 克,水煎服。

功效:治疗胃痛、腹痛。

2. 小茴香 6 克,桑螵蛸 15 克,装入猪尿泡内,焙干研末。每次 3 克,日服 2 次。

功效:治疗遗尿。

3. 茴香根、白土茯苓各 30 克,煨水服。

功效:治疗风湿关节痛。

4. 小茴香 15 克,胡椒 15 克,酒糊为丸,每次 3 克,温酒送下。

功效:治疗疝气冷痛。

5. 小茴香 15 克先煎取汁,然后入粳米 100 克煮为稀粥。每日分2次服。

功效:治疗老年疝气、脘腹胀气、睾丸肿胀偏坠以及鞘膜积液等症。

【使用注意】

肺胃有热及热毒盛者、阴虚火旺者禁服。孕妇禁用。

《本草汇言》:"倘胃、肾多火,得热即呕,得热即痛,得热即胀诸证,与阳道数举、精滑梦遗者,宜斟酌用也。"

《本草述》:"若小肠、膀胱并胃腑之证患于热者,投之反增其疾也。"

附:大茴香

即八角茴香,又称大料、五香八角。木兰科八角属植物八角的果实。辛,温。归肝、肾、脾、胃经。散寒止痛,理气和胃。用于寒疝腹痛,睾丸偏坠胀痛,少腹冷痛,痛经,中焦虚寒气滞的脘腹冷痛,食少吐泻。

(四)肉桂

【别名】

玉桂、牡桂、菌桂、筒桂等。

【来源】

为樟科常绿乔木肉桂的树皮。根据剥取部位及品质的不同而加工成多种规格,去表皮者称肉桂心;采自粗枝条或幼树干皮者称官桂。另有企边桂、板桂、油板桂、桂通、桂心、桂碎、桂楠等。生用。

肉桂叶为肉桂的叶,辛,温,温中散寒,解表发汗,可治外感风寒、胃寒胸闷、脘痛呕吐、腹痛泄泻,外用治疗冻疮。

肉桂油为肉桂的干燥枝、叶经水蒸气蒸馏得到的挥发油,有祛风、健胃的作用。

桂丁为肉桂的幼嫩果实。辛、甘、温,可温中散寒。

桂枝为肉桂的干燥嫩枝。辛、甘、温,归心、肺、膀胱经,为常用的辛温解表药,可发散风寒、温通经脉,助阳化气,平冲降气。

【主产地】

产于广东、广西、海南、云南、福建、台湾等地。

【性味归经】

辛、甘,大热,归肾、脾、心、肝经。

【主要功用】

补火助阳,用于肾阳不足,命门火衰及脾肾阳衰证。散寒止痛,用于脘腹冷痛,寒湿痹痛,腰痛以及血分有寒之瘀滞经闭、痛经。温通血脉,用于阴疽及气血虚寒、痈肿脓成不溃,或溃后久不收敛等外科疾患。

现代研究发现本品有扩张血管、促进血循环、增加冠脉及脑血流量、使血管阻力下降等作用,并具有抗溃疡、助消化、镇痛、镇静、抗惊厥、解热、抗心肌缺血、抗血小板聚集、升白细胞、抗放射、抗菌等作用。

【典籍摘录】

《名医别录》:"主温中,利肝肺气,心腹寒冷,冷疾、霍乱转筋,头痛、腰痛,出汗,止烦,止唾、咳嗽、鼻齄,能堕胎,坚骨节,通血脉,理疏不足,宣导百药。"

《日华子本草》:"治一切风气,补五劳七伤,通九窍,利关节,益精,明目,暖腰膝,破痃癖癥瘕,消瘀血,治风痹骨节挛缩,续筋骨,生肌肉。"

《本草新编》:"养精神,和颜色,兴阳耐老,坚骨节,通血脉,疗下焦虚寒,治秋冬腹痛、泄泻、奔豚,利水道,温筋暖脏,破血通经,调中益气,实卫护营,安吐逆疼痛。"

【食疗应用】

1. 肉桂红糖茶:肉桂 3 克,红糖 12 克,水煎去渣,分 2 次温服。

功效:治疗妇女产后腹痛。

2. 肉桂煮鸡蛋:肉桂 5 克,鸡蛋 2 枚,适量水煎煮至蛋熟,剥壳再煮 5 分钟,食用。

功效:治疗寒凝气滞导致的月经期腹痛。

3. 干姜 20 克,肉桂 10 克,洗净,置锅中,加清水 500 毫升,大火煮开5分钟,关小火煮30分钟,滤渣取汁,分次饮用。

功效:温补脾肾。

【使用注意】

畏赤石脂。阴虚火旺,里有实热,血热妄行出血者及孕妇均禁服。

日常用的调味料桂皮,可以取材于肉桂树皮,也可以取材于樟科植物天竺桂、细叶香桂或川桂等的树皮,可药用,又为食品香料或烹饪调料。

三、泻下本草

(一)番泻叶

【别名】

旃那叶、泻叶、泡竹叶等。

【来源】

为豆科植物狭叶番泻或尖叶番泻的小叶。

【主产地】

栽培品见于我国广西、海南、云南、台湾等地。

【性味归经】

甘、苦,寒,归大肠经。

【主要功用】

泻热行滞,通便,利水。用于热结积滞,便秘腹痛,水肿胀满。现代研究发现本品具有泻下作用和一定的抗菌作用。单用本品水煎或者开水冲泡饮用可治疗便秘。

【典籍摘录】

《饮片新参》:"泄热,利肠府,通大便。"

【使用注意】

中寒泄泻、体虚及孕妇忌服。用量不宜过大,过量可出现恶心、呕吐、腹痛等副作用。

番泻叶属于泻下本草,需要特别注意目前有利用番泻叶泻下功效用于减肥瘦身者,并不科学,且本品有一定的毒副作用,不宜常用和大量应用。

(二)芦荟

【别名】

卢会、讷会、象胆、奴会等。

【来源】

为百合科植物斑纹芦荟、库拉索芦荟、好望角芦荟的叶汁经浓缩的干燥品。

芦荟叶苦、涩、寒,可泻火、通经、杀虫、解毒。

芦荟根有毒,可入药。《南方主要有毒植物》中称:"治小儿疳积,尿路感染。芦荟干根五钱至一两。水煎服。"

【主产地】

引进栽培品见于我国四川、云南、广东、广西、福建、台湾等地。

【性味归经】

苦、寒,归肝、胃、大肠经。

【主要功用】

清肝热,通便。用于便秘,肝火头痛,小儿疳积,惊风;外治湿癣。现代研究发现本品具有泻下作用,并具有一定的保肝、抗肿瘤、抗真菌作用。外用可用于美容保健。

【典籍摘录】

《本草再新》:"治肝火,镇肝风,清心热,解心烦,止渴生津,聪耳明目,消牙肿,解火毒。"

《本草图经》:"治湿痒,搔之有黄汁者。"

《本草经疏》:"芦荟,寒能除热,苦能泄热燥湿,苦能杀虫,至苦至寒,故为除热杀虫之要药。"

【食疗应用】

1. 新鲜芦荟叶适量,用冷开水洗净,挤汁涂患处,每日2—3次。

功效:适用于烧烫伤、刀伤、擦伤。

2. 芦荟适量,研成细粉,撒于伤口处。

功效:适用于外伤出血。

3. 鲜芦荟叶适量,捣烂敷于患处。

功效:适用于蜜蜂蜇伤。

4. 芦荟适量捣碎,加入适量蜂蜜、面粉,制成面膜,每周敷1次。

功效:能够使皮肤紧致、细腻。

5. 芦荟5克,水煎取汁,服用。

功效:治疗便秘。

【农家巧用】

本品广泛用于食品、药品、美容产品等领域,也是常见的观赏植物之一。食用者应慎重选择品种,除了少数几种如木立芦荟、上农大叶芦荟可以食用鲜叶外,大多数品种只能作为观赏植物或可外用,部分芦荟品种有毒。

【使用注意】

经期、孕妇忌服。有过敏反应的报道。

《本草经疏》:"凡儿脾胃虚寒作泻及不思食者禁用。"

（三）**牵牛子**

【别名】

黑丑、白丑、二丑等。

【来源】

为旋花科植物牵牛或毛牵牛等的种子。

【主产地】

广泛分布于全国大部分地区。

【性味归经】

苦,寒,有毒,归肺、肾、大肠经。

【主要功用】

泄水通便,消痰涤饮,杀虫攻积。用于水肿胀满,二便不利,痰饮积聚,气逆喘咳,虫积腹痛,蛔虫、绦虫病。现代药理研究发现本品有强烈的泻下作用。不可大量食用,过量有毒副作用。

【典籍摘录】

《本草纲目》:"逐痰消饮,通大肠气秘风秘,杀虫。"

《本草正义》:"牵牛,善泄湿热,通利水道,亦走大便。"

《名医别录》:"主下气,疗脚满水肿,除风毒,利小便。"

【食疗应用】

1. 牵牛子研为末,用葱白熬汤混匀,敷患处。

功效:治风热赤眼。

2. 牵牛子研为末,加入鸡蛋清,于睡前涂抹在患处,第二天清晨用清水洗去。

功效:治疗雀斑。

【农家巧用】

牵牛花俗称喇叭花,是乡间常见的蔓性草花花卉,种子入药,常外用,口服应慎重。

【使用注意】

孕妇及胃弱气虚者忌服。

《本草衍义补遗》:"不胀满,不大便秘者勿用。"

《本草备要》:"若湿热在血分,胃弱气虚人禁用。"

四、平肝息风本草

(一)刺蒺藜

【别名】

白蒺藜、旁通、屈人、止行、三角蒺藜、三角刺、八角刺、七里丹、陀罗刺、菱角刺等。

【来源】

为蒺藜科植物蒺藜和大花蒺藜的果实。

蒺藜苗为蒺藜的茎叶,辛、性平,归肝经,祛风、除湿、止痒、消痈,可治疗暑湿伤中,呕吐泄泻,鼻塞流涕;外用可治皮肤瘙痒、疥癣、痈肿。

蒺藜花辛、温,归肝经,《本草衍义》记载:"治白癜风。阴干为末,每服三、二钱,饭后以酒调服。"

蒺藜根苦、平,归肝经,《端竹堂经验方》记载:"治打动牙疼:蒺藜根为末,日日揩之。"

【主产地】

分布于全国大部分地区。

【性味归经】

苦、辛,平,归肝经。

【主要功用】

平肝疏肝,祛风明目。用于肝阳上亢之头晕目眩,肝郁气滞之胸胁胀痛,风热上攻之目赤翳障。现代研究发现本品可增强心脏收缩力,减慢心率,扩张冠状动脉和外周血管,具有抗心脏缺血作用;可缓解平滑肌收缩;具有利尿作用;有抗动脉硬化和抗血小板凝聚作用;具有抗衰老作用,并具有一定的性激素样作用。

【典籍摘录】

《本草汇言》:"刺蒺藜,祛风下气,行水化癥之药也。其宣通快便,能运能消,行肝脾滞气,多服久服,有去滞之功。"

《本经逢原》:"白蒺藜为治风明目要药,风入少阴、厥阴经者为向导。目病为风木之邪,风盛则目病,风去则目明矣。"

《本草图经》:"主痔漏,阴汗,及妇人发乳,带下。"

【食疗应用】

1. 蒺藜子 100 克捣成末,加蜜做成蚕豆大小的蜜丸,每服两丸,酒送下。

功效:治疗腰脊痛。

2. 蒺藜子 20 克,水煎服。

功效:治疗蛔虫病。

3. 鲜蒺藜苗 100 克,煎汤外洗。

功效:治疗老年瘙痒症。

4. 蒺藜 500 克,带刺炒,磨为细末。每早、午、晚各服 10 克,开水送服。

功效:冠心病食疗方。

5. 鲜蒺藜苗适量捣烂敷患处。

功效:治疗毛囊发炎、痈肿。

【农家巧用】

刺蒺藜是农田常见的杂草之一,巧妙利用其药用价值,可起到变废为宝的作用。

【使用注意】

肝虚、血虚气弱者及孕妇慎服。

《本草汇言》:"阴虚不足,精髓血津枯燥至疾者,俱禁用之。"

附:沙苑蒺藜

沙苑蒺藜又名沙苑子。为豆科植物扁茎黄芪的成熟种子。甘、温,归肝、肾经,可补肾固精、养肝明目、固精缩尿。

《本草新编》记载:"蒺藜子,沙苑者为上,白蒺藜次之,种类虽异,而明目祛风则一。但白蒺藜善破症结,而沙苑蒺藜则不能也;沙苑蒺藜善止遗精溺,治白带,喉痹,消阴汗,而白蒺藜则不能也。"

(二)罗布麻

【别名】

吉吉麻、羊肚拉角、红花草、野茶、泽漆麻、茶叶花、红麻、红柳子、泽漆棵、盐柳等。

【来源】

本品为夹竹桃科植物罗布麻的全草。

罗布麻叶入药,功效与全草相近。

【主产地】

分布于西北、东北、华北和黄河流域等地。

【性味归经】

甘、苦,凉,归肝经。

【主要功用】

平抑肝阳,清热利尿。用于头晕目眩,水肿,小便不利。现代研究发现本品具有强心、降压、降血脂、利尿、抗辐射、抗衰老等作用。

【食疗应用】

1. 炒决明子12克,罗布麻10克,开水浸泡,代茶饮。

功效:用于肝热或肝阳上亢高血压。

2. 罗布麻叶6克、山楂15克、五味子5克,开水浸泡,代茶饮。

功效:降血脂食疗方。

【农家巧用】

罗布麻是1952年发现于罗布泊所在的罗布平原的野麻,因此命名为罗布麻,本品耐旱、耐碱,是生长在盐碱、沙荒地上的一种野生多年生宿根草本植物。可用于纺织、造纸。罗布麻的根和叶有药用价值。近年来以本品为原料的降压、降脂、戒烟保健品日渐风行。

【使用注意】

脾虚慢惊者慎用。

（三）决明子

【别名】

草决明、羊明、羊角、马蹄决明、还瞳子、假绿豆、千里光、猪骨明等。

【来源】

为豆科植物决明的成熟种子。

【主产地】

分布于全国大部分地区。

【性味归经】

苦、甘,微寒,归肝、大肠经。

【主要功用】

清肝,明目,润肠。用于头痛眩晕,目赤肿痛,肠燥便秘。现代研究发现本品具有降压、降血脂作用和一定的抗菌作用。

【典籍摘录】

《神农本草经》:"治青盲,目涩肤赤白膜,眼赤痛,泪出,久服益精光。"

《本草求真》:"决明子,除风散热。凡人目泪不收,眼痛不止,多属风热内淫,以致血不上行,治当即为驱逐;按此苦能泄热,咸能软坚,甘能补血,力薄气浮,又能升散风邪,故为治目收泪止痛要药。"

《药性论》:"利五脏,除肝家热。"

【食疗应用】

1. 决明子 5 克小火炒至香气溢出,绿茶 5 克,开水冲泡 3—5 分钟,饮服。

功效:适用于高血压、高脂血症等。

2. 决明子 20 克,枸杞子 10 克,菊花 3 克,开水冲泡 10 分钟,饮服。

功效:养阴明目,用于肝肾阴虚,视物模糊。

3. 炒决明子 15 克捣碎研末,加茶调匀敷太阳穴,药干即换。

功效:治疗眼睛红肿。

4. 炒决明子 15 克捣碎,加适量水煎煮 10 分钟,冲入蜂蜜 30 克搅匀服用。

功效:润肠通便。

【使用注意】

恶大麻子。

五、安神本草

（一）酸枣仁
【别名】

山枣仁、枣仁等。

【来源】

为鼠李科植物酸枣的成熟种子。生用或炒用,用时打碎。

酸枣树皮味涩、性平,能止血、敛疮、生肌。可治疗崩漏,外用治疗烧烫伤、外伤出血等。

【主产地】

分布于华北、西北及辽宁、山东、安徽、江苏、湖北、四川等地。

【性味归经】

苦、酸,平,归心、肝经。

【主要功用】

养心安神,用于失眠、心悸。本品补养心肝阴血、宁心安神作用较强,是养心安神要药。敛汗生津,用于体虚多汗。现代研究发现本品有镇静、催眠、抗惊厥、镇痛和降温作用,能抗心律失常、改善心肌缺血、降血压、降血脂。还能增强免疫功能和抗血小板聚集,并有兴奋子宫作用。

【典籍摘录】

《名医别录》:"主烦心不得眠,脐上下痛,血转久泄,虚汗烦渴,补中,益肝气,坚筋骨,助阴气,令人肥健。"

《本草拾遗》:"睡多生使,不得睡炒熟。"

《本草再新》:"平肝理气,润肺养阴,温中利湿,敛气止汗,益志,聪耳明目。"

【食疗应用】

1. 酸枣仁 10 克,生地黄 15 克,水煎取汁,加入粳米 100 克煮烂成粥,食用。

功效:用于心阴不足,心烦失眠。

2. 酸枣仁 20 克,人参 12 克,茯苓 30 克,共研为细末。每次 5 克,温水送服。

功效:体虚自汗、盗汗,以及虚烦不眠。

3. 粳米 100 克先煮成粥,临熟加入酸枣仁末 5 克再煮,食用。

功效:宁心安神。适用于心悸、失眠、多梦、心烦。

【农家巧用】

酸枣在我国古代早有记载,《本草纲目》中称"酸枣味酸、性平、无毒,主祛邪气,安神养心,平胃气,通七窍,助十二经,补中气,增津液,久服轻身延年。"酸枣主要产于我国北方地区,果实多用于加工饮料、食品,有一定的保健作用,酸枣叶可制成茶,具有保健功效。

【使用注意】

凡有实邪郁火及患有滑泄症者慎服。孕妇慎用。恶防己。口服剂量过大易引起中毒。

《本草经疏》:"凡肝、胆、脾三经有实邪热者勿用,以其收敛故也。"

《得配本草》:"肝旺烦躁,肝强不眠,禁用。"

《本草求真》:"性多润,滑泄最忌。"

(二)柏子仁

【别名】

柏仁、柏实、柏子、侧柏子等。

【来源】

为柏科植物侧柏的种仁。

柏脂为侧柏树干或树枝经燃烧后分泌的树脂。味甘、性平,可除温清热,解毒杀虫,外用治疗赘疣、疥癣、癞疮、秃疮等。

柏枝节为侧柏的枝条。性辛、苦,性温,祛风、解毒、疗疮,可治风寒湿痹、霍乱转筋、牙齿肿痛、疥癣、癞疮等。

柏根白皮为侧柏去掉栓皮的根皮,外用可治疗烫伤。

侧柏叶为侧柏的枝梢与叶,生用或炒炭用,苦、涩、微寒,归肝、肺、大肠经。可凉血止血、用于吐血、咯血、便血、尿血、崩漏、烧烫伤等。

【主产地】

分布于全国大部分地区。

【性味归经】

甘,平,归心、肾、大肠经。

【主要功用】

养心安神,润肠通便。用于心悸失眠,肠燥便秘。现代研究表明柏子仁有镇静、催眠作用,并有一定的改善学习记忆功效。

【典籍摘录】

《神农本草经》:"主惊悸,安五脏,益气,除湿痹。"

《本草纲目》:"柏子仁,性平而不寒不燥,味甘而补,辛而能润,其气清香,能透心肾,益脾胃,盖上品药也,宜乎滋养之剂用之。"

《日华子本草》:"治风,润皮肤。"

【食疗应用】

1. 柏子仁10克去尽皮壳杂质,择净,稍捣烂,放入锅中,清水浸泡10分钟,水煎取汁,后加粳米100克煮烂成粥,食用。

功效:润肠通便,养心安神。

2. 当归、柏子仁各500克,共研细末,炼蜜为丸。每日3次,每次9克。

功效:治疗脱发。

3. 生柏油一瓶,涂患处,后用年老枯桑柴火熏烤,待好即止。

功效:治诸般癣症。

4. 鲜侧柏根白皮,猪油煎去渣,外涂。

功效:治疗烫伤。

5. 石榴花、柏叶等分,为末,吹鼻中。

功效:治鼻出血。

6. 鲜侧柏叶煎汤,先熏后洗。

功效:治鹅掌风、手癣。

【农家巧用】

侧柏是优良的园林绿化树种,也是良好的木材来源。种子、根、叶和树皮可入药;种子榨油,也可用于制皂、食用或药用。

侧柏为有毒植物,其毒性为枝、叶有小毒。

【使用注意】

便溏及痰多者忌服。易走油,不宜曝晒。

《本草经集注》:"恶菊花、羊蹄、诸石及曲。"

《本草经疏》:"柏子仁体性多油,肠滑作泻者勿服,膈间多痰者勿服,阳道数举、肾家有热、暑湿作泻,法咸忌之。"

《得配本草》:"痰多,肺气上浮,大便滑泄,胃虚欲吐,四者禁用。"

(三)合欢皮

【别名】

合昏皮、夜合皮、合欢木皮等。

【来源】

为豆科植物合欢的树皮。

合欢花为合欢的花或花蕾。甘、平,归心、脾经,可解郁安神、理气活络。

【主产地】

分布于东北、华东、中南及西南各地。

【性味归经】

甘,平,归心、肝经。

【主要功用】

安神解郁,活血消肿。用于忿怒、忧郁、烦躁不眠,血瘀肿痛,痈肿疮毒。现代研究表明本品具有抗生育、抗肿瘤、抗过敏等作用。

【典籍摘录】

《神农本草经》:"主安五脏,和心志,令人欢乐无忧。"

《本草纲目》:"和血,消肿,止痛。"

《养生论》:"合欢蠲忿,萱草忘忧。"

【食疗应用】

1. 合欢皮 9 克,夜交藤 15 克,水煎服。

功效:治疗心烦失眠。

2. 用合欢皮 120 克,去粗皮炒成黑色,炒芥菜籽 30 克,共研为末,每次 6 克,温酒服,并用药末敷伤处。

功效:治疗跌打损伤。

3. 合欢花、百合各 5 克,黄花菜 10 克,红枣 6 颗,洗净,猪瘦肉 100 克切片、生姜 2 片,入砂锅,加适量清水大火煮开后,改小火煮至肉烂,调入食盐、芝麻油,食用。

功效:开郁解忧,宁心安神。

4. 粳米 100 克加水熬粥,待粥熟时将合欢花 5 克洗净切细,加入再煮片刻,加白糖适量,调味食用。

功效:安神解郁。

【农家巧用】

合欢树又名交枝树、马缨花、绒树等,是北方常见观赏植物,花开气味芳香宜人。通常栽植于庭园中或用于绿化,对二氧化硫等有毒气体有较强的抗性。木材耐水湿,可制作家具;种子可榨油;树皮及花能入药。

【使用注意】

风热自汗、外感不眠者禁服;溃疡病及胃炎患者慎服。

六、驱虫本草

(一)槟榔

【别名】

仁频、宾门、槟榔子、青仔、槟榔玉、榔玉等。

【来源】

为棕榈科植物槟榔的干燥成熟种子。采收成熟果实,除去果皮(即大腹皮),取出种子,切片或捣碎用。

大腹皮为槟榔的果皮。辛、微温,归脾、胃、大肠、小肠经,可下气宽中、行水消肿。

槟榔花为槟榔的干燥雄花蕾,具有芳香健胃、清凉止渴的功效。

【主产地】

我国广东、广西、海南、云南、福建、台湾等地有栽培。

【性味归经】

苦、辛,温,归胃、大肠经。

【主要功用】

驱虫,用于多种肠道寄生虫病。消积行气,用于食积气滞,泻痢后重。利水消肿,用于水肿、脚气肿痛。本品能截疟,与常山同用治疟能降低常山的毒副作用。现代研究发现本品有拟胆碱作用,对蛔虫、蛲虫、钩虫、鞭虫、姜片虫等有驱杀作用。水浸液对皮肤真菌、流感病毒有抑制作用。

【典籍摘录】

《本草纲目》:"治泻痢后重,心腹诸痛,大小便气秘,痰气喘急。疗诸疟,御瘴疠。"

《名医别录》:"主消谷,逐水,除痰癖,杀三虫伏尸,疗寸白。"

《本草汇言》:"槟榔,主治诸气,祛瘴、破滞气、开郁气、下痰气、去积气、解蛊气、消谷气、逐水气、散脚气、杀虫气、通上气、宽中气、泄下气之药也。"

【食疗应用】

1. 槟榔 60 克,水煎服。

功效:治疗蛔虫病。

2. 新鲜马齿苋 50 克,除根拣净清洗,槟榔 6 克,水煎取汁,之后加入粳米 100 克煮烂成粥。

功效:清热,益胃,止痢。

【农家巧用】

槟榔也可用作家禽家畜的驱虫药。槟榔树属浅根性,不宜大面积种植,否则破坏水土保持。

【使用注意】

脾虚便溏及气虚下陷者忌用。孕妇慎用。

《本草蒙筌》:"槟榔,久服则损真气,多服则泻至高之气,较诸枳壳、青皮,此尤甚也。"

过量食用可能中毒。现代有研究认为过食槟榔增加患口腔癌的几率。

(二)南瓜子

【别名】

南瓜仁、白瓜子等。

【来源】

为葫芦科蔓生草本植物南瓜的种子。

南瓜藤性味甘平,清热,治肺结核、低烧。

南瓜蒂清热,安胎,治先兆流产、乳头破裂或糜烂。

南瓜根清热、渗湿、解毒,治黄疸,牙痛。

南瓜叶味甘、微苦,性凉,可清热、解暑、止血。

南瓜瓤外用可治烫伤、创伤。

南瓜甘、温,归脾、胃经,可补中益气、消炎止痛、解毒杀虫。

【主产地】

全国大部分地区均产。

【性味归经】

甘,平,归胃、大肠经。

【主要功用】

杀虫。用于绦虫病,血吸虫病等。

【食疗应用】

1. 南瓜子、石榴根皮各30克,水煎服。

功效:驱除绦虫。

2. 南瓜子去壳30克研碎,加开水调成糊状,空腹服。

功效:治蛔虫。

3. 干南瓜子10克,冰糖2克,水煎服。

功效:治小儿咽喉痛。

4. 南瓜子仁去壳15克,捣烂成泥状,冲入适量沸水,加白糖调味空腹服用。

功效:产后缺乳。

5. 南瓜子两斤,水煎先熏后洗。

功效:治疗痔疮。

6. 干南瓜藤1两,煎一碗汤加适量红糖,一次服,一日两次。

功效:戒烟。

7. 生南瓜适量,捣敷。

功效:治疗烫伤。

8. 南瓜粥:南瓜100克洗净切碎,粳米100克,共煮成粥,食用。

功效:高血压食疗方。

9. 南瓜藤剪去头,插入干净瓶中,收集其汁液,即称为"天罗水",开水冲服。

功效:治疗久咳。

【农家巧用】

南瓜在我国广泛栽种,品种很多,南瓜果实可食用,南瓜叶、藤、籽、根、蒂等均有一定的药用价值。在农村可以广泛种植。

【使用注意】

胃热者不宜多食。

《本草纲目拾遗》:"多食壅气滞膈。"

(三)石榴皮

【别名】

石榴壳、酸榴皮、西榴皮等。

【来源】

为石榴科植物石榴的干燥果皮,晒干,生用。

石榴叶味酸、涩,性温,归大肠经,可止泻、解毒、杀虫,用于泄泻、疮肿、跌打损伤等。

石榴花味酸、涩,性平,可凉血、止血,用于吐血、衄血、月经不调、外伤出血等。

石榴根皮也可入药,功效与石榴皮类似,更多用于驱除寄生虫。

【主产地】

栽培品分布于我国大部分地区。

【性味归经】

酸、涩、温,归大肠经。

【主要功用】

涩肠止泻,止血,驱虫。用于崩漏、带下、滑精、久泻、久痢、吐血、便血、脱肛、痢疾、虫积腹痛、创伤出血、疥癣等。现代研究发现本品具有抗菌、抗病毒、驱虫、抗真菌等作用。

【典籍摘录】

《本草纲目》:"止泻痢,下血,脱肛,崩中带下。"

《药性论》:"治筋骨风,腰脚不遂,步行挛急疼痛。主涩肠,止赤白下痢。取汁止目泪下,治漏精。"

《滇南本草》:"治日久水泻,同炒砂糖煨服,又治痢脓血,大肠下血。"

【食疗应用】

1. 石榴皮50克,研末,用芝麻油调,搽患处。

功效:治疗水火烫伤。

2. 石榴皮、槟榔各30克,研细末,每次服6克,每天两次。

功效:治疗绦虫、蛔虫症。

3. 石榴皮200克,茄子枝150克,水煎,先熏后洗。

功效:治疗痔疮。

4. 石榴花10克,水煎代茶常服。

功效:治疗牙痛。

5. 干石榴花适量,研末,用少许吹入鼻孔,或者用纱布蘸塞鼻孔。

功效:治疗鼻出血。

6. 石榴根皮 200 克,水煎,分 3 次服,每半小时一次。

功效:治蛔虫病。

【农家巧用】

石榴树是农村常见果木,石榴花开艳丽,石榴果籽多味美,营养丰富,并有吉祥寓意,且石榴树栽培容易,深受大众喜爱。

【使用注意】

《本草从新》:"能恋膈成痰,痢积未尽者,服之太早,反为害也。"

七、涌吐本草

瓜蒂

【别名】

甜瓜蒂、瓜丁、苦丁香、甜瓜把等。

【来源】

为葫芦科一年生草质藤本甜瓜干燥果蒂。

【主产地】

可见于全国大部分地区。

【性味归经】

苦,寒,有毒,归胃经。

【主要功用】

涌吐痰食,祛湿退黄。用于痰热郁于胸中及宿食停滞于胃,以及湿热黄疸。现代研究认为本品具有保肝、抗癌、降压以及增强机体免疫力等作用。

【典籍摘录】

《神农本草经》:"咳逆上气,及食诸果,病在胸腹中,皆吐下之。"

《本草纲目》:"吐风热痰涎,治风眩、头痛、癫痫、喉痹,头目有湿气。"

《名医别录》:"去鼻中息肉,疗黄疸。"

【食疗应用】

1. 陈瓜蒂适量研末,用羊脂调匀,以少许敷息肉上,一日3次。

功效:治疗鼻息肉。

2. 瓜蒂7枚,炒黄研末,外敷。

功效:治牙齿痛。

【使用注意】

体虚、失血及上部无实邪者忌服。有心脏病者忌用。

《伤寒论》:"诸亡血、虚家,不可与。"

《本草衍义补遗》:"胃弱者勿用。病后,产后宜深戒之。"

八、药食同源

(一)大蒜

【别名】

胡蒜、独蒜等。

【来源】

为百合科多年生草本植物大蒜的干燥鳞茎。生用。

【主产地】

全国大部分地区均产。

【性味归经】

辛,温,归脾、胃、肺经。

【主要功用】

解毒消肿,杀虫止痢。用于痈肿疮毒,疥癣,泄泻,痢疾,寄生虫病等。现代研究发现本品具有抗菌消炎、抗肿瘤、抗氧化、降糖、降脂、抗疲劳等作用。

【典籍摘录】

《名医别录》:"散痈肿疮,除风邪,杀毒气。"

《唐本草》:"下气消谷,除风破冷。"

《食疗本草》:"除风,杀虫。"

【食疗应用】

1. 大蒜适量,捣如泥,加麻油少许,临睡前涂于肛门周围。

功效:治疗蛲虫病。

2. 大蒜头一只,烧至皮焦蒜熟,再煎半碗汤,加红糖适量,一次服下,一日 3 次。

功效:小儿单纯腹泻或细菌性痢疾。

3. 干蒜适量,水煎服。

功效:治食蟹中毒。

4. 大蒜一枚去皮,研如泥,做硬币大小的饼,厚如豆许,左鼻出血,贴左足心,右鼻出血,贴右足心。

功效:治疗鼻出血。

【使用注意】

阴虚火旺者,以及眼、口齿、喉、舌病者忌食。外用能引起皮肤灼热、发红、起泡,不宜久敷,皮肤过敏者慎用。

《本草经疏》:"凡肺胃有热,肝肾有火,气虚血弱之人,切勿沾唇。"

《本经逢原》:"脚气、风病及时行病后忌食。"

《随息居饮食谱》:"阴虚内热,胎产,痧痘,时病,疮疖血证,目疾,口齿喉舌诸患,咸忌之。"

(二)山楂

【别名】

棠梂子、赤枣子、山里红果、映山红果、海红、酸梅子、山梨、酸查等。

【来源】

为蔷薇科植物山里红或山楂的干燥成熟果实。生用或炒用。

山楂叶为山里红或山楂等的树叶。酸、平,归肺经,可止痒、敛疮、降血压。

山楂木为山里红或山楂等的木材。苦、寒、无毒,归肝、脾经,可祛风燥湿,止痒。

山楂核为山里红或山楂等的种子,苦、平,归胃、肝经,可消食、散结、催生。

山楂根为山里红或山楂等的树根。甘、平、无毒,归胃、肝经,可消积和胃、止血、祛风、消肿。

【主产地】

全国大部分地区有产。

【性味归经】

酸、甘,微温,归脾、胃、肝经。

【主要功用】

消食化积,用于食滞不化。尤善消油腻肉食积滞。行气散瘀,用于气滞血瘀之胸腹诸痛。

本品可促进脂肪和蛋白的消化,对胃肠平滑肌运动有调节作用。能增加冠脉流量,降低心肌耗氧量,增强心肌收缩力。尚有降压、降血脂、抗菌、抗癌、收缩子宫、抗动脉粥样硬化及促进免疫功能等作用。

【典籍摘录】

《本草衍义补遗》:"健胃,行结气,治妇人产后儿枕痛、恶露不尽,煎汁入砂糖,服之立效。"

《本草纲目》:"化饮食,消肉积,症瘕、痰饮,痞满吞酸,滞血痛胀。"

《日用本草》:"化食积,行结气,健胃宽膈,消血痞气块。"

【食疗应用】

1. 山楂肉100克,水煎,喝汤,吃山楂。

功效:肉食过多不消化。

2. 山楂20个,打碎煎汤,加入白糖少许,空腹温服。

功效:产妇恶露不尽,腹中疼痛。

3. 山楂 50 克、糙米 100 克、糖 20 克,加水煮粥食用。

功效:高血压、高血脂症等食疗方。

4. 山楂 10 克,炒麦芽 10 克,水煎服。

功效:治疗消化不良。

5. 山楂 60 克,荸荠 300 克,同煮食用。

功效:肝火旺盛所致高血压、动脉硬化和冠心病。

【使用注意】

脾胃虚弱者慎服。孕妇禁用。胃酸过多、消化性溃疡、心血管疾病患者、癌症患者、肠炎患者及服用滋补药品期间忌服。

《本草纲目》:"生食多,令人嘈烦易饥,损齿,齿龋人尤不宜。"

《得配本草》:"气虚便溏,脾虚不食,二者禁用。服人参者忌之。"

《本草经疏》:"脾胃虚,兼有积滞者,当与补药同施,亦不宜过用。"

《随息居饮食谱》:"多食耗气,损齿,易饥,空腹及羸弱人或虚病后忌之。"

(三)韭菜

【别名】

起阳草、壮阳草、懒人菜、长生韭、扁菜等。

【来源】

为百合科植物韭的叶。

韭菜子为韭的种子,味辛、甘,性温,可补益肝肾、助阳固精、暖腰膝,用于遗精、阳痿、小便频数、遗尿、腰膝酸痛、白带过多等。

【主产地】

全国各地均有栽培。

【性味归经】

味辛,性温,归肝、胃、肾经。

【主要功用】

温中,行气,散血,解毒。治胸痹、噎膈、反胃、吐血、衄血、尿血、痢疾、消渴、痔漏、脱肛、跌扑损伤、虫蝎蜇伤。

【典籍摘录】

《本草拾遗》:"温中,下气,补虚,调和腑脏,令人能食,益阳,止泄白脓,腹冷痛,并煮食之。叶及根生捣绞汁服,解药毒,疗狂狗咬人欲发者。"

《丹溪心法》:"经血逆行,或血腥、或吐血、或唾血,用韭汁服之。跌扑损伤在上者,宜饮韭汁,或和粥吃。"

《名医别录》:"安五脏,除胃中热。"

【食疗应用】

1. 鲜韭菜一把,加适量水略煮,先薰后洗。

功效:治疗痔疮。

2. 韭菜、甘草各 15 克,水煎服。

功效:治疗荨麻疹。

3. 鲜韭菜 100 克,洗净、切段,核桃仁 30 克,起油锅,放入核桃仁略炒,加适量盐,之后放入韭菜炒熟,食用。

功效:用于肾虚阳痿、腰酸尿频等。

4. 韭菜 100 克,生姜 10 克,切碎绞汁;兑入牛奶 100 毫升,放入锅内煮开,慢慢温服。

功效:慢性胃炎、十二指肠溃疡等的食疗方。

5. 韭菜子 10 克,研末,开水送服,早晚各一次。

功效:阳痿、早泄的食疗方。

【农家巧用】

韭菜原产于我国,是常见食材。韭菜除做菜用外,还有良好的药用价值。《本草纲目》记载"正月葱,二月韭",一般来讲二月生长的韭菜最适合食用。

【使用注意】

阴虚内热及疮疡、目疾患者、热病初愈者忌食。

《本草经疏》:"胃气虚而有热者勿服。"

《本草求真》:"火盛阴虚,用之为最忌。"

《本草汇言》:"疮毒食之,愈增痛痒,疔肿食之,令人转剧。"

《随息居饮食谱》:"疟疾,疮家,痧、痘后均忌。"

(四)荞麦

【别名】

花麦、乌麦、花荞、甜荞、棱子等。

【来源】

为蓼科植物荞麦的种子。

荞麦叶味酸、性寒,可下气、止血、利耳目,用于眼目昏糊、耳鸣重听、高血压等。

荞麦秸为荞麦的茎叶,味酸,性寒,可清热解毒、下气消积、止血、降压,用于消化不良、咯血、紫癜、痢疾、白带、痈肿、烫伤、高血压、糖尿病等。

【主产地】

全国大部分地区均可栽培。

【性味归经】

味甘、微酸,性凉,归脾、胃、大肠经。

【主要功用】

健脾开胃、下气消积,用于肠胃积滞、泄泻、痢疾等;解毒敛疮,用于疱疹,丹毒,痈疽发背、瘰疬、水火灼伤等。现代研究表明本品具有降血压、降血脂、降血糖等作用。

【典籍摘录】

《本草纲目》:"降气宽肠,磨积滞,消热肿风痛,除白浊白带,脾积泄泻。"

《本草求真》:"降气宽肠,消积去秽,凡白带、白浊、泻痢、痘疮溃烂、汤火灼伤、气盛湿热等症,是其所宜。"

《随息居饮食谱》:"荞麦,罗面煮食,开胃宽肠,益气力,御风寒,炼滓秽,磨积滞,与芦菔同食良。"

【食疗应用】

1. 用荸荠汁调荞麦面敷患处。

功效:治疗脚鸡眼。

2. 荞麦 15 克,莱菔子 10 克,鸡内金 3 克,共研为细末,每次服 10 克,温开水送服。

功效:治疗消化不良。

3. 荞麦面 500 克,炒黄,待用。用时荠菜煎汤,冲成稀糊服 50 克。

功效:下气宽肠,用于便秘食疗。

【农家巧用】

荞麦是目前公认的保健食品,能增强人体抵抗力,尤其适用于高血压、糖尿病患者。荞麦面也是人们日常食用的面食之一。荞麦皮常用作保健枕填充料。

荞麦生长期短,对土壤条件要求不高,可以作为绿肥、饲料或防止水土流失的覆盖植物。荞麦同时还是很好的蜜源植物。

【使用注意】

《千金方·食治》:"荞麦食之难消,动大热风。"

《本草图经》:"荞麦不宜多食,亦能动风气,令人昏眩。"

《品汇精要》:"不可与平胃散及矾同食。"

《医林纂要》:"荞,春后食之动寒气,发痼疾。"

《得配本草》:"脾胃虚寒者禁用。"

附　　录

一、中华人民共和国卫生部 2002 年
《既是食品又是药品的物品名单》

（按笔画顺序排列）

丁香、八角茴香、刀豆、小茴香、小蓟、山药、山楂、马齿苋、乌梢蛇、乌梅、木瓜、火麻仁、代代花、玉竹、甘草、白芷、白果、白扁豆、白扁豆花、龙眼肉(桂圆)、决明子、百合、肉豆蔻、肉桂、余甘子、佛手、杏仁(甜、苦)、沙棘、牡蛎、芡实、花椒、赤小豆、阿胶、鸡内金、麦芽、昆布、枣(大枣、酸枣、黑枣)、罗汉果、郁李仁、金银花、青果、鱼腥草、姜(生姜、干姜)、枳子、枸杞子、栀子、砂仁、胖大海、茯苓、香橼、香薷、桃仁、桑叶、桑葚、橘红、桔梗、益智仁、荷叶、莱菔子、莲子、高良姜、淡竹叶、淡豆豉、菊花、菊苣、黄芥子、黄精、紫苏、紫苏籽、葛根、黑芝麻、黑胡椒、槐米、槐花、蒲公英、蜂蜜、榧子、酸枣仁、鲜白茅根、鲜芦根、蝮蛇、橘皮、薄荷、薏苡仁、薤白、覆盆子、藿香。

二、中华人民共和国卫生部 2002 年
《可用于保健食品的物品名单》

（按笔画顺序排列）

人参、人参叶、人参果、三七、土茯苓、大蓟、女贞子、山茱萸、川牛

膝、川贝母、川芎、马鹿胎、马鹿茸、马鹿骨、丹参、五加皮、五味子、升麻、天门冬、天麻、太子参、巴戟天、木香、木贼、牛蒡子、牛蒡根、车前子、车前草、北沙参、平贝母、玄参、生地黄、生何首乌、白芨、白术、白芍、白豆蔻、石决明、石斛（需提供可使用证明）、地骨皮、当归、竹茹、红花、红景天、西洋参、吴茱萸、怀牛膝、杜仲、杜仲叶、沙苑子、牡丹皮、芦荟、苍术、补骨脂、诃子、赤芍、远志、麦门冬、龟甲、佩兰、侧柏叶、制大黄、制何首乌、刺五加、刺玫果、泽兰、泽泻、玫瑰花、玫瑰茄、知母、罗布麻、苦丁茶、金荞麦、金樱子、青皮、厚朴、厚朴花、姜黄、枳壳、枳实、柏子仁、珍珠、绞股蓝、胡芦巴、茜草、荜茇、韭菜子、首乌藤、香附、骨碎补、党参、桑白皮、桑枝、浙贝母、益母草、积雪草、淫羊藿、菟丝子、野菊花、银杏叶、黄芪、湖北贝母、番泻叶、蛤蚧、越橘、槐实、蒲黄、蒺藜、蜂胶、酸角、墨旱莲、熟大黄、熟地黄、鳖甲。

三、中华人民共和国卫生部2002年《保健食品禁用物品名单》

（按笔画顺序排列）

八角莲、八里麻、千金子、土青木香、山莨菪、川乌、广防己、马桑叶、马钱子、六角莲、天仙子、巴豆、水银、长春花、甘遂、生天南星、生半夏、生白附子、生狼毒、白降丹、石蒜、关木通、农吉痢、夹竹桃、朱砂、米壳（罂粟壳）、红升丹、红豆杉、红茴香、红粉、羊角拗、羊踯躅、丽江山慈姑、京大戟、昆明山海棠、河豚、闹羊花、青娘虫、鱼藤、洋地黄、洋金花、牵牛子、砒石（白砒、红砒、砒霜）、草乌、香加皮（杠柳皮）、骆驼蓬、鬼臼、莽草、铁棒槌、铃兰、雪上一枝蒿、黄花夹竹桃、斑蝥、硫磺、雄黄、雷公藤、颠茄、藜芦、蟾酥。